Manuelle® Stimmtherapie

Gabriele Münch

Manuelle Stimmtherapie (MST), eine Therapie, die berührt

Kompendium der manuellen Techniken zur Behandlung von Dystonien im Einflussbereich von Atem, Artikulation, Schlucken und Stimme

Zur Autorin

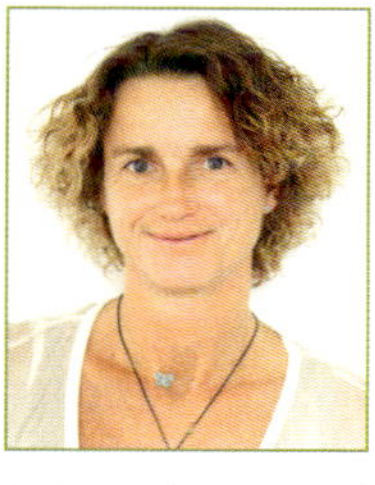

Gabriele Münch legte 1987 die Prüfung zur Krankengymnastin, med. Bademeisterin und Masseurin am Universitätsklinikum Essen ab. Nach dem Anerkennungsjahr in der Neurologischen Klinik Bayreuth erwarb sie Qualifikationen in der Manualtherapie und studierte von 1993 bis 1998 Osteopathie an der Internationalen Akademie der Osteopathen (I.A.O. Belgien). 1998 absolvierte sie mit ihrer Arbeit zur Manuellen Stimmtherapie (MST) die Prüfung zur Sprecherzieherin an der Universität Regensburg. Sie führt im In- und Ausland therapeutische Veranstaltungen in der MST durch und veröffentlichte mehrere Bücher und einen Studienartikel über das Konzept im Schulz-Kirchner Verlag.

info@manuelle-stimmtherapie.de
www.manuelle-stimmtherapie.de

Manuelle®
Stimmtherapie

Gabriele Münch

Manuelle Stimmtherapie (MST), eine Therapie, die berührt

Kompendium der manuellen Techniken zur Behandlung von Dystonien im Einflussbereich von Atem, Artikulation, Schlucken und Stimme

Schulz-Kirchner Verlag

Bibliografische Information der Deutschen Nationalbibliothek
Die Deutsche Nationalbibliothek verzeichnet diese Publikation in der Deutschen Nationalbibliografie; detaillierte bibliografische Daten sind im Internet über http://dnb.d-nb.de abrufbar.

Nachdruck der 3., unveränderten Auflage 2021
2., erweiterte Auflage 2014
1. Auflage 2011
ISBN 978-3-8248-0873-1

Mollweg 2, D-65510 Idstein
Vertretungsberechtigte Geschäftsführer:
Dr. Ullrich Schulz-Kirchner, Martina Schulz-Kirchner
Fachlektorat: Claudia Iven
Lektorat: Doris Zimmermann
Umschlagentwurf und Layout: Susanne Koch
Umschlagfotos: Rechte Gabriele Münch
Archiv Schulz-Kirchner Verlag
Druck und Bindung: Plump Druck & Medien,
Rolandsecker Weg 33, 53619 Rheinbreitbach
Printed in Germany

Inhalt

Vorwort

Gabriele Münch hat die Stimm-, Sprech- und Schlucktherapie leise und unaufdringlich revolutioniert. Als Physiotherapeutin, Osteopathin und Manuelle Therapeutin verband sie fachübergreifend ihr Wissen und ihr Können mit einer weiteren postgraduierten Ausbildung, der Sprecherziehung. Didaktisch hervorragend stieß sie neue Türen für LogopädInnen auf: Mit den Händen spüren, wahrnehmen und Strukturen verändern und deren Elastizität fördern.

Gabriele Münch löste eine Welle von Aha-Erlebnissen aus. Ich erinnere den Arbeitstag nach meiner ersten „Manuellen Stimmtherapie"-Veranstaltung, als ich feststellte, dass der Kehlkopf meines dysarthrischen Patienten a) lateral nur sehr asymmetrisch und b) nach der manuellen Behandlung symmetrisch verschiebbar war!

Viele LogopädInnen zogen den gleichen Schluss. Was für „den Kehlkopf mit Stimmproblemen" gelten kann, gilt auch für „den Kehlkopf eines schluck- oder sprechgestörten Patienten". Die Funktionen Atmen, Schlucken, Stimme und Sprechen sind unterschiedliche „Software"-Formen und benutzen ein- und dieselbe fazio-orale Hardware! Durch Greifen zum „Be"greifen!

Die Kunde verbreitete sich wie ein Lauffeuer durch den deutschsprachigen Raum. Die beiden Kompendien – mit den Abbildungen dieser einmalig schönen „Schmetterlings"-Hände – wurden fester Bestandteil im Verlagsprogramm des Schulz-Kirchner Verlags. Eine Dekade später ist das explizite manuelle Tun in der Stimm-, Sprech- und Schlucktherapie als komplementäres Tool nicht mehr wegzudenken!

Two in one! Der Schulz Kirchner Verlag bietet mit diesem Buch eine gute Gelegenheit, die zwei alten, lieb gewonnenen Exemplare gegen ein neues Kompendium auszutauschen!

Ricki Nusser-Müller-Busch

Veröffentlichung: Die Therapie des Facio-Oralen Trakts (Springer, Berlin)

I Einleitung

Wie wir gestimmt sind und wie es uns geht, zeigt sich an unserer Stimme, unserer Atmung, dem Körperausdruck, dessen Bewegungs- und Funktionsfähigkeit, der ihm zur Verfügung stehenden Energie, dem eigenen Körpergefühl und der körperlichen Wahrnehmungsfähigkeit. Die Manuelle Stimmtherapie unterstützt die oben genannten Bereiche, indem sie manuelle/osteopathische und von Gabriele Münch entwickelte Handgriffe mit sprechwissenschaftlichen Erkenntnissen verbindet. Der zur Behandlung kommende Patient erfährt in der Manuellen Stimmtherapie eine individuelle Diagnostik durch ein gezieltes Anamnesegespräch und einen Sicht-, Tast- und Bewegungsbefund des atem-, schluck- und stimmgebenden Traktes. Anschließend erfolgt eine spezifische Mobilisations- und Trainingstherapie der sich in Läsion/Restriktion (Bewegungseinschränkung) befindlichen Strukturen. Eine medizinische Abschlussuntersuchung mit Messungen des veränderten Lungenvolumens und des Stimmfeldes sowie eine Laryngoskopie oder eine Stroboskopie geben Aufschluss über die medizinisch nachweisbare Wirksamkeit der Manuellen Stimmtherapie.
Zur Verdeutlichung der Einsatzmöglichkeit der Manuellen Stimmtherapie und ihrer Wirkungen dient der nachstehende Artikel.

> Eine 45-jährige Grundschullehrerin stellt sich mit einer seit bereits einem Jahr bestehenden Dysphonie vor, die unmittelbar nach einer oberen Atemwegserkrankung entstanden ist. Ihre Dysphonie verschlechterte sich immer mehr. Nach einer vierwöchigen Sprachtherapie, die keine Erfolge erbrachte, wurde die Patientin an unsere Klinik überwiesen. Durch eine Laryngoskopie und eine Videolaryngostroboskopie wurde nachgewiesen, dass der Larynx strukturell normal und auch die Schleimhäute gesund waren. Die Unelastizität der Stimmlippen war auffällig, außerdem waren Verengungen der supraglottischen Räume vorhanden. Während eines psychosozialen Interviews sagte die Patientin, dass sie sich zum Zeitpunkt des Ausbruchs der Erkrankung in keinerlei Konfliktsituation oder vermehrten Stresssituation befunden habe. Die Stimmqualität der Patientin ließ sich mit angespannt/gepresst beschreiben. Eine Palpation der Kehlkopfregion ergab, dass das Zungenbein auf Druck ausgesprochen druckempfindlich reagierte, und zwar vermehrt auf der linken Seite mit Ausstrahlung in das linke Ohr. Der Kehlkopf war auf Druck schmerzhaft und rigide in seitlicher Bewegungsrichtung. Der Raum zwischen Zungenbein und Kehlkopf war verkleinert, was einen Kehlkopfhochstand bedeutete. Die verspannten Muskeln wurden über mehrere Behandlungen durch Massage gelockert und der Kehlkopf mobilisiert. Die Druckempfindlichkeit verschwand und die Stimme verbesserte sich. Nach einmona-

tiger Therapie wurde die Patientin ohne Rückfall aus der Therapie entlassen (vgl. Roy, Ford & Bless [1996] „Muscle tension dysphonia and spasmodic dysphonia: The role of manual laryngeal tension reduction in diagnosis and management").

Die Qualität der feinfühligen sicheren Berührung in der Manuellen Stimmtherapiebehandlung kann den Patienten beruhigen, ihm Halt und Sicherheit geben, Vertrauen schaffen und funktionelle Störungen heilen. Durch intensive Studien mit Therapeuten (vgl. Studienartikel zur Manuellen Stimmtherapie in Praxis und Klinik, in: Forum Logopädie Heft 4 (27) Juli 2013, 24–28) und durch Implementierung der „Manuellen Stimmtherapie" in die logopädische Ausbildung hat sich der Stellenwert der manuellen Techniken für Logopäden und anverwandte Berufsgruppen seit 1997 entscheidend gesteigert.
Die Manuelle Stimmtherapie – eine Therapie, die „berührt"– hat einen klaren biomechanischen, manualtherapeutischen Behandlungsansatz, zu dem weltweit nur wenig Literatur vorliegt, um dem Atem-/Sprech-/Stimmtherapeuten für den Einflussbereich Atem, Artikulation, Schlucken und Stimme in seiner beruflichen Praxis weiterzuhelfen. Das vorliegende Buch soll diese Lücke schließen. Außer der Lektüre dieser Veröffentlichung wird dem Leser empfohlen, an einer der laryngealen, orofazialen, pulmonalen oder faszialen Manuellen Stimmtherapie-Veranstaltungen teilzunehmen, um durch eigene Erfahrung, Sicherheit im Umgang mit der Manuellen Stimmtherapie zu erlangen.

Zur besseren Lesbarkeit wurde die maskuline Form für Therapeuten und Patienten benutzt. Selbstverständlich sind jeweils Personen beider Geschlechter gemeint.

II Sprechwissenschaftlicher Teil

1 Was ist Manuelle Stimmtherapie?

Die Manuelle Stimmtherapie ist ein von Gabriele Münch entwickeltes Konzept zur Diagnostik und Behandlung von Tonusstörungen im logopädisch relevanten Bereich. Etymologisch abgeleitet bedeutet *manuelle* Therapie eine von der *Hand* ausgeführte Therapie. Manuelle Stimmtherapie (MST) bezeichnet die bei Funktionsstörungen der atem-, artikulations-, stimmgebenden und der am Schluckakt beteiligten Organe angewandte Therapie.
Neben dem Mobilisieren von Gelenken können Dehntechniken und Muskelbehandlungen der entsprechenden Organe bei Stimm-, Sprach-, Sprech- und Redeflussstörungen zur Diagnostik und Therapie herangezogen werden. Ziel ist es, ihre Bewegungsfähigkeit und damit die Leistungsfähigkeit zu verbessern und wenn möglich wiederherzustellen. Unterschiedliche Erkrankungsbilder bedingen unterschiedliche Therapieziele (siehe II 2). Sie reichen von Erleichterung des Beschwerdebildes bis hin zur kompletten Wiederherstellung der Funktion bei funktionellen Stimmstörungen.

Ziele der Manuellen Stimmtherapie:

- gute Beweglichkeit und Statik für die Tiefatmung
- eine aufrechte eutone Haltung
- Kehl- und Kieferweite zur Euphonie
- Verbesserung der Artikulations-, Kau- und Schluckmotorik
- gute Durchblutung der atem-, stimm- und schluckgebenden Organe
- Homöostase
- ausgeglichenes hormonelles und vegetatives Nervensystem
- verkörperte Selbstwahrnehmung

Bei hyperfunktionellen und gemischten organischen oder psychogenen Dysphonien, bei Dysodien und bei verheilten Operationen im Halsbereich (z.B. Schilddrüsen OP, Kehlkopf-/Zungenbeinteilresektionen) oder bei Schluckstörungen kann der Therapeut mit Einwilligung vonseiten des Arztes/Psychotherapeuten/Patienten im ventralen Halsbereich den Kehlkopf und das Zungenbein mit seiner supra- und infrahyoidalen Muskulatur auf Spannungsdysbalancen, Immobilitäten und Druckschmerzempfindungen untersuchen und behandeln.

Im Bereich der Halswirbelsäule wird er bevorzugt das Gebiet C1-C4 (erster bis vierter Halswirbel) untersuchen und bei Bewegungsverlust behandeln, da diese Segmente neben den Gehirnnerven V, VII und XII den Kehlkopf mit seinen äußeren Muskeln und Bändern innervieren (siehe Innervation der Kehlkopfmuskeln). Nach der manualtherapeutischen Behandlung ist bereits zwanzig Minuten später stroboskopisch eine Verbesserung der Schwingung der Stimmbandschleimhäute nachzuweisen. Nach einer erneuten Behandlung normalisiert sich das Schwingungsmuster (vgl. Hülse, 1991, S. 83).
Zusätzlich wird aus dem Bereich C3-C5 über den N. phrenicus das Zwerchfell versorgt. Dieser Bereich ist somit ein wesentliches Gebiet zur Verbesserung der Innervation des Zwerchfells und damit der Atmung. Thorax- und Atemmuskulaturmobilisierung führen zu einer weiteren Verbesserung der Atmung. Das ist besonders für schwerstbetroffene Patienten ein wichtiger Bestandteil in der Pneumonieprophylaxe und dient dem verbesserten Abhusten.
Zur verbesserten Artikulationsfähigkeit bedarf es einer physiologischen Kieferbeweglichkeit, die der Therapeut über Mobilisierung des Kiefergelenkes und der Kaumuskeln herbeiführen kann.

Myofunktionelle Störungen, Fehlstellungen im orofazialen Bereich und orofaziale Probleme (Craniomandibuläre Dysfunktionen [CMD], Kopfgelenk-induzierte Symmetriestörung [KISS], Bruxismus, Tonsillektomien, Fazialisparesen oder Hypokinesien, Neuralgien) können durch die MST beeinflusst werden.

Ziel dieses Buches ist es, sanfte und effektive Muskel- und Mobilisierungstechniken für den Einflussbereich Atmung, Artikulation, Schlucken und Stimme dem Therapeuten an die „Hand" zu geben, um im Rahmen eines Gesamttherapiekonzeptes zusätzliche Möglichkeiten zu haben, bei Tonusdysbalancen tätig zu werden. Es bedarf jedoch auch bei sanften MST-Techniken der Rücksprache mit dem Arzt, um etwaige zusätzliche Kontraindikationen individuell für den Patienten abzuklären und sich selbst als Therapeut abzusichern.

Manipulationstechniken der Halswirbelsäule werden nicht in das Behandlungsprogramm aufgenommen, da es zu ihrem verantwortlichen Einsatz intensiver praktischer Übung unter fachkompetenter Supervision von ausgebildeten Ärzten/Chiropraktoren bedarf. Die Gefahr, irreversible Schäden durch mangelhafte Therapietechnik auszulösen, ist an der Halswirbelsäule zu hoch.

1.1 Positive therapeutische Einflussnahme der MST durch Erkenntnisse, die auf den neurophysiologischen Zusammenhängen von Stress auf Atmung und Stimme basieren

Bei Dysphonie- und Dysphagiepatienten, bei Patienten nach seelischen und körperlichen Traumata und bei Patienten nach Operationen lässt sich eine veränderte Atmung sowie Erregtheit beobachten, fühlen und in einer veränderten Stimme hören. Häufig verändern sich die Körperwahrnehmung, die Körperhaltung, das Sicherheitsgefühl und die Lern- und Konzentrationsfähigkeit. Peter A. Levine beschreibt in seinem Buch „Sprache ohne Worte: Wie unser Körper Trauma verarbeitet und uns in die innere Balance zurückführt" die neurophysiologischen Zusammenhänge des Sympathikus und Parasympathikus – Totstell-, Flucht- und Angriffreflex – und gibt Denkanstöße zur sinnvollen psychologischen Therapieintervention.

Bedrohung und soziale Anforderungen führen zu chronischer Skelettmuskelanspannung, zu Körperfehlhaltungen und zu einer Anspannung im Zwerchfell. Die Stresshormone Corticotropin-releasing Factor (CRF) und Adrenokortikotropin-Hormon (ACTH) sowie Oxytozin (Sicherheits-/Bindungshormon) aktivieren die vagalen Motoneurone und nehmen Einfluss auf die Herzfrequenz. „Der parasympathische Vaguskern kann die Herzfrequenz beschleunigen (Vagus-Hemmung) oder verlangsamen (Vagus-Aktivierung). Im Hirnstamm wirkt er zusammen mit den respiratorischen Motoneuronen des Nervus phrenicus und den Nerven der Skelettmuskeln" (Fogel, 2013, S. 215).

Während der Ausatmung entspannt sich durch Hemmung des N. phrenicus das Zwerchfell und die Interkostalmuskeln, die Herzfrequenz und der Blutdruck verlangsamen sich durch gleichzeitige parasympathische Aktivierung des **N. vagus** (herumschweifender Nerv).

Dieser zweigt sich in nachfolgende Nervenäste auf:

- Ramus meningeus (Hirnhäute)
- Ramus auricularis (äußerer Gehörgang, Ohrmuschel, Trommelfell)
- Rami pharyngei (motorische Rachenmuskulatur, weicher Gaumen, Würg- und Schluckreflex)
- Ramus oesophageus (Speiseröhre)
- Nervus laryngeus superior (M. cricothyroideus, sensibel: Schleimhaut oberhalb der Stimmlippen, reflektorisches Kehldeckelschließen, Hustenreflex)
- Rami cardiaci (Senkung der Herzfrequenz)
- Nervus laryngeus recurrens (alle Kehlkopfmuskeln, außer M. cricothyroideus)
- Kleinere Brustraumäste (Zusammenziehen der Bronchien)
- Baucháste (Magen, Leber, Nieren und Dünndarm) bis einschließlich des Querkolons

Einfluss der MST auf das vegetative Nervensystem

Die Manuelle Stimmtherapie nimmt über die Mobilisation der dorsalen Rippengelenke ausgleichenden Einfluss auf die sympathischen Grenzstrangganglien und durch die Mobilisation des Kopfgelenkes, des Kreuzbeins und der Erfolgsorgane (Lunge, Herz, Kehlkopfmuskeln) des Nervus vagus Einfluss auf die parasympathischen Nervenanteile.

Zusätzlich zum N. vagus zählen der Nervus glossopharyngeus und der Nervus accessorius zur „Vagusgruppe". Auch hier wirkt die Manuelle Stimmtherapie mit Techniken auf den Parasympathikus über die Arbeit an der physiologischen Zungenruhelage, der eutonen Rachenmuskulatur und über die Therapie des M. sternocleidomastoideus und M. trapezius auf den N. accessorius ein. Die MST-Zwerchfellbehandlung ermöglicht eine physiologische Atmung als Grundvoraussetzung zu einer verbesserten Stimm- und Schluckmotorik.

Durch die Unterstützung des MST-Therapeuten erzielt der Klient einen Ausgleich seines vegetativen Nervensystems und fühlt Entspannung. Über die erholsame verkörperte Selbstwahrnehmung kann er seinen Alltag positiv bewältigen und seinen inneren Reichtum erleben. Er lernt durch Körpertherapie, wie z.B. der MST, und/oder durch Psychotherapie Vertrauen in seine Fähigkeit, „positive und negative Gefühle, Annehmlichkeiten und Schmerzen als Diagnostikum für die laufende Situation und als verlässliche Information zu nutzen, um an dieser zu lernen und Entscheidungen zu treffen" (Fogel, 2013, S. 251). Er erlebt die Bereitschaft im Prozess zu sein.

1.2 Erforschung der Manuellen Therapie im Bereich der Dysphonie[1]

Auch im Bereich des Dysphoniemanagements beschäftigten sich Ärzte und Therapeuten in den letzten Jahren in ihrer Arbeit und ihren Studien mit der Manuellen Therapie.

Um dem interessierten Leser einen chronologischen Überblick – ohne Vollständigkeitsgewährleistung – der Arbeiten und der Studienergebnisse zu geben, erfolgt eine Studienzusammenfassung im Bereich der Manuellen Stimmtherapie (MST), der Manuellen Therapie (MT), der Manuellen Circumlaryngealen Therapie (MCT) sowie der Osteopathisch Manipulativen Therapie (OMT) zur Behandlung von funktionellen Dysphonien. Leider erfolgt in den Studien keine exakte Beschreibung der eingesetzten Behandlungstechniken, sodass an dieser Stelle keine

---

1 Aus: Münch, G. (2012), Eine Fragebogenstudie zur Erhebung der therapeutischen Anwendung des Konzeptes der Manuellen Stimmtherapie in Bezug auf die Entwicklung der Manuellen Therapie im Phoniatrisch-logopädischen Bereich. Unveröffentlicht.

Trennschärfe zwischen den einzelnen Therapierichtungen dargestellt werden kann. Der MST-Studie liegt das hier im Buch dargelegte Konzept zugrunde, das den Studienteilnehmern vertraut war. Die Studienteilnehmer wendeten Behandlungstechniken im laryngealen, orofazialen, pulmonalen und faszialen Bereich an.

2013 wird eine Fragebogenstudie zur Anwendung des Konzepts der Manuellen Stimmtherapie im therapeutischen Alltag vorgestellt. Von den 60 Teilnehmern wurden im Zeitraum von 12 Monaten insgesamt 4443 Patienten mit dem Konzept der Manuellen Stimmtherapie (MST) behandelt. Die Ergebnisse zeigen, dass sich die Therapeuten in der Diagnostik und Therapie der MST sicher fühlen. Der Einsatz der MST-Techniken wird von den Teilnehmern als sehr wichtig für einen erfolgreichen Therapieabschluss bei Dysphonien, Dysphagien, Fehlbiss, kraniomandibulären Dysfunktionen, neurologischen Erkrankungen, onkologischen Nachbehandlungen und bei myofunktionellen Störungen angesehen. Das Konzept der MST hat erstmals zur Behandlung von Dysfunktionen des Larynx, des Fehlbisses, der Gaumenfehllage und der Atemdysfunktion manuelle Behandlungsmöglichkeiten in den Therapiealltag gebracht und ist laut Studienteilnehmern gut kombinierbar mit anderen Therapiemethoden.
Die folgende Frage beschäftigt sich mit dem Therapieerfolg der Manuellen Stimmtherapie: „Bei wie vielen Patienten, die Sie in den vergangenen 12 Monaten mit der MST-Grifftechnik behandelt haben, konnten Sie die folgenden Veränderungen feststellen: deutliche Verbesserung der Atmung, der Stimme, der Schmerzen, des Schluckvorganges, der Haltung, der Gesamtbeweglichkeit der atem-, stimm-, artikulations- sowie schluckgebenden Organe, der Körperwahrnehmung und sonstige Verbesserungen?" Die befragten Therapeuten (s. Tab. S. 18) konnten für jeden Funktionsbereich in vier Stufen zwischen 0 und 100 % angeben, bei wie vielen ihrer mit MST-Techniken behandelten Patienten eine Verbesserung in den einzelnen Funktionsbereichen eingetreten war. Die angegebenen Verbesserungen bewegten sich überwiegend im Bereich zwischen 51 und 100 %. Verbesserungen in dieser Größenordnung nannten im Bereich der Atmung 80 %, der Stimme 73 %, der Schmerzen 67 %, des Schluckens 63 %, der Körperhaltung 53 %, der Gesamtbeweglichkeit der atem-, stimm-, artikulations- und schluckgebenden Organe 75 %, der Körperwahrnehmung 65 % und der Kehl- und Kieferweite 60 % der Therapeuten. Unter „sonstige Verbesserungen" nannten sie mehrfach die Verbesserung des Wohlbefindens der Patienten, eine gute Tonusregulierung, eine verbesserte intraorale Sensibilität sowie eine Verbesserung der emotionalen Stabilität. Die Patienten waren weniger müde und wurden aktiver. Die Therapeuten unterstrichen die verbesserte Therapiemotivation mit mehr Vertrauen der Patienten in den eigenen Körper.

Anzahl der befragten Therapeuten, die die den Grad der Verbesserung in Prozenten angegeben haben

Verbesserungen	0-25 %	26-50 %	51-75 %	76-100 %
Atmung	3 %	10 %	42 %	38 %
Stimme	2 %	18 %	33 %	40 %
Schmerzen	3 %	15 %	30 %	37 %
Schlucken	5 %	15 %	38 %	25 %
Haltung	2 %	27 %	35 %	18 %
Beweglichkeit	3 %	15 %	35 %	40 %
Körperwahrnehmung	7 %	18 %	27 %	38 %
Kehl- und Kieferweite	3 %	18 %	23 %	37 %

Rezidive traten nur sehr vereinzelt auf (9 von 60 Therapeuten gaben Rezidive an, die mit ein bis zwei Nachbehandlungen gelöst werden konnten [Münch, 2013]).

2010 wurde eine 45-minütige Manuelle Circumlaryngeale Therapieeinheit einer ebenfalls 45-minütigen Therapieeinheit zur Vokalisierung mit abdominaler Atemunterstützung gegenübergestellt. Die Ergebnisse der Therapieeinheiten wurden in Bezug auf Tonhaltedauer, höchstmögliche Stimmfrequenz, Jitter und niedrigste Stimmintensität untersucht. Der Dysphonia Severity Index (DSI) veränderte sich signifikant nach der MCT, nicht jedoch nach der Therapieeinheit zur Vokalisierung mit abdominaler Atemunterstützung. „Somit war die MCT zumindest kurzfristig der Therapie zur Phonation mit abdominaler Atemunterstützung überlegen" (vgl. Lierde et al., 2010).

2010 erschien eine kontrollierte Studie zum Vergleich der Soforteffekte eines manuellen Verfahrens (der Osteopathisch Manipulativen Therapie [OMT]) mit den Soforteffekten eines Entspannungsverfahrens (hier Progressive Muskelrelaxation [PMR] nach Jacobson). Acht Patientinnen mit hyperfunktionellen Dysphonien wurden mit beiden Therapieformen behandelt. Zwischen beiden Behandlungen lag eine Woche Zeit. Die Stimme wurde verblindet beurteilt und eine Stimmlippenstroboskopie ausgewertet. Die Patienten füllten zusätzlich noch Fragebögen bezüglich ihrer Missempfindungen im Vokaltrakt aus und gaben das Maß der Entspannung an. Die Entspannung, die durch die Osteopathisch Manipulative Therapie hervorgerufen wurde, zeigte eine ausgeprägtere Vorher-Nachher-Differenz. Die unangenehmen Empfindungen nahmen im Vokaltrakt stärker ab und der Stroboskopiescore erreichte eine signifikant höhere Verbesserung als bei der PMR (vgl. Lehnert et al., 2010).

2009 wurde in einer Vorstudie eine signifikante Veränderung in den Formantübergängen nach Manueller Circumlaryngealer Therapie (MCT) an 111 Frauen mit hyperfunktioneller Dysphonie nachgewiesen. Der 1. und der 2. Formant der Vokale a, e, ae, u wurden aus 8 Wörtern innerhalb einer Standard-Lesepassage extrahiert und akustisch analysiert. Der Vokalraum (Vowel Space Area [VSA]) und der Artikulationsindex (Vowel Articulation Index [VAI]) wurden untersucht. Signifikante Anstiege in VSA und VAI bestätigen, dass eine erfolgreiche Behandlung von MCT mit Vokalraumexpansion verbunden ist. Wie genau der Vokalraum sich biomechanisch expandiert, bleibt unbekannt, es wird angenommen, dass die verbesserte Kehlkopfabsenkung, die Ausdehnung des oropharyngealen Raumes und die Verbesserung der artikulatorischen Bewegung dazu beitragen (vgl. Roy et al., 2009).

1998 veröffentlichte J. Lieberman Prinzipien und Techniken der Manuellen Therapie im Bereich des Dysphoniemanagements. Neben den Prinzipien der Manuellen Therapie beschreibt Lieberman die Zusammenhänge der stimmlichen Kraftquelle (Atmung) mit der Stimmquelle (Stimmlippenfunktion) und der Resonanzquelle, dem Vokaltrakt, mit seinen ihn umgebenden Geweben und Muskeln. Biomechanische Zeichnungen erklären die Zugrichtungen der laryngealen und pharyngealen Muskeln und ermöglichen ein ganzheitlicheres Bewegungsverständnis der stimmgebenden Organe. Lieberman geht im Artikel auf die Diagnostik, Haltung und Atmung des Patienten ein, um sich einen Gesamtüberblick über den Patienten zu verschaffen. Er beschreibt die Palpationsdiagnostik des Zungenbeins, des M. thyrohyoideus, die Öffnung des thyrohyoidalen Raumes durch einen manuellen kranial-kaudalen Zug, die Behandlung des M. geniohyoideus, Öffnung des cricothyroidalen Raumes sowie die Palpation der pharyngealen Konstriktoren. Die Ziele des manipulativen Managements liegen in der Entspannung der supra- und infrahyoidalen Muskeln, des thyrohyoidalen Komplexes, der cricothyroidalen Gelenke und der intrinsischen Larynxmuskeln kombiniert mit einer Haltungsverbesserung (vgl. Lieberman, 1998).

1997 erschien die Zulassungsarbeit von G. Münch zur Manuellen Stimmtherapie an der Universität Regensburg mit selbst entwickelten manuellen Therapietechniken zum Dysphoniemanagement.

1997 erschien eine Studie zur Manuellen Circumlaryngealen Therapie, die 25 funktionelle Dysphoniepatienten einem Hörtest mit perzeptiver und akustischer Analyse unterzog. Die Ergebnisse wurden durch Tonaufzeichnungen der gebundenen Sprache und durch verstärkte Vokalphonierungsbeispiele dokumentiert. Vor und nach einer einzelnen Behandlung wurde der Behandlungseffekt dokumentiert und die Nachhaltigkeit durch Interviews bei den Nachbehandlungsuntersuchungen festgehalten. Die Interviews zeigten, dass 68 % der Versuchsteilnehmer gelegentliches Wiederauftreten der Symptome zeigten, die weniger als vier Tage andauerten und spontan verschwanden. Eine signifikante nachhaltige Stimmverbesserung konnte nachgewiesen werden (vgl. Roy et al., 1997).

1991 wurde aufgezeigt, wie sich 20 Minuten nach einer manualtherapeutischen Halswirbelsäulenbehandlung eine Verbesserung der Schwingung der Stimmbandschleimhäute stroboskopisch nachweisen ließ und das Schwingungsmuster sich nach einer erneuten Behandlung normalisierte (vgl. Hülse, 1991).

1.3 Erforschung der körperlichen Fehlhaltungen und Verspannungen bei Dysphonie

Neben den Studien zur Manuellen Therapie erforschen andere Studien und Arbeiten die Ursachen der funktionellen Dysphonie durch Untersuchung der muskulären Verspannungsorte, Lungenvolumina sowie Kehlkopf- und Kopfstellungen. Sie leisten einen wichtigen Beitrag für die therapeutische Praxis, da sie dem Therapeuten Hinweise geben, worauf er in der Diagnostik und Therapie achten kann.

2005 wurde mit 25 Lehrerinnen eine Studie über den Zusammenhang von persistierenden Stimmbeschwerden mit einer unphysiologischen Körperhaltung und einem extrinsisch laryngealen Hypertonus durchgeführt. Ein Stimmtherapeut bewertete die extrinsisch laryngeale Spannung durch Erhebung der Thyroid- und Hyoid-Höhe, der Spannung von M. hyothyroideus, M. geniohyoideus, M. cricothyroideus, M. sternocleidomastoideus und M. trapezius.
Ein Physiotherapeut untersuchte die Haltungsparameter (Vorverlagerung, Rückverlagerung des Körpers, Vorverlagerung des Kopfes) in den jeweiligen bewerteten Kategorien. Die verschiedenen Parameter wurden in Beziehung zu den wahrgenommenen psychosozialen Konsequenzen für den Patienten mit dem Voice Handicap Index (VHI nach Jacobson et al.) und dem Schweregrad des Dysphonie Dysphonia Severity Index (DSI nach Wuyts et al.) gesetzt.

Herausgefunden wurde, dass die Kombination von hypertonem M. sternocleidomastoideus, M. geniohyoideus sowie einer nach posterior verlagerten Haltung ein hohes Voice Handicap mit sich bringt. Die Kombination eines hypertonen M. geniohyoideus, einer posterioren Belastung, einer hohen Position des Zungenbeins, eines hypertonen M. cricothyroideus und einer vorverlagerten Kopfhaltung stellt den wichtigsten Prädiktor für einen niedrigen DSI-Score (-5 sehr heiser, +5 sehr gute Stimmqualität) dar. Eine vorverlagerte Kopfhaltung bedingt eine verstärkte zervikale Lordose, was einen Kehlkopfhochstand erleichtert. Eine physiologische Halslordose kann als Instrument genutzt werden, um den Kehlkopf zu bewegen, den Ringknorpel physiologisch über den M. cricothyroideus zur Herstellung tiefer Töne einzustellen (vgl. Honda et al., 1999).
Die Ergebnisse dieser Studie zeigen, je höher die Punktzahl des Haltungs- und Spannungsindexes ist, desto höher ist die Punktzahl des VHI und desto niedriger der DSI. Körper- und Kopffehlhaltung sowie Überspannung der spezifisch erforschten Muskulatur gehen einher mit einem hohen psychosozialen Leidensdruck und einer schlechten Stimmqualität (vgl. Kooijman et al., 2005).

2002 sollte mithilfe von Palpationsparametern der extrinsischen laryngealen Muskelspannung (Extrinsic Laryngeal Muscular Tension [ELMT] ein standardisiertes klinisches Bewertungssystem geschaffen werden. Zudem wurde die Beziehung zwischen der ELMT und der Muskelfehlgebrauchsstimmstörung (Muscle Misuse Dysphonia [MMD]) unter An- oder Abwesenheit von gastroösophagealem Reflux (Gastrooesophageal Reflux [GER]) bewertet. Eine Palpationstechnik und ein Spannungsgraduierungssystem für vier separate Muskelgruppen (suprahyoidale, thyrohyoidale, cricothyroidale, pharyngolaryngeale Muskulatur) wurden etabliert. 465 Patienten wurden sequenziell im Bereich der ELMT und des GER eingeschätzt. Das Ergebnis der damaligen Studie war, dass ein starker Zusammenhang zwischen thyrohyoidaler Muskelspannung und gemeinsamer GER und MMD nachgewiesen wurde ($p \leq 0.01$). Eine mögliche Beziehung zwischen MMD Typ 3 (anteroposterior supraglottic compression) und GER wurde gefunden. Es wurde postuliert, dass die Palpation der extrinsischen laryngealen Muskeln wichtige Informationen über die internen laryngealen Positionen geben kann, besonders für die MMD im Bereich der anteroposterioren supraglottischen Kompression. Die Integration der palpatorischen Techniken in die laryngeale Routineuntersuchung kann eine signifikante Unterstützung zur gezielten Diagnose sein (vgl. Angsuwarangsee, Morrison, 2002).

1998 wiesen Iwarsson und Sundberg in ihrer Studie auf den Zusammenhang eines hohen Lungenvolumens mit einem niedrigen Kehlkopfstand während der Phonation hin. Eine hohe vertikale Position des Kehlkopfes wird oft mit einer hyperfunktionellen und strapazierten Stimme in Verbindung gebracht. Mithilfe eines Multi-Channel-Elektroglottographen wurde die Kehlkopfposition von 29 gesunden, stimmlich untrainierten Personen bei verschiedenen Lungenvolumina, Tonhöhen und Grad der stimmlichen phonierten Lautstärke gemessen. Die Ergebnisse legten nahe, dass das Lungenvolumen ein Faktor ist, der eine hohe Relevanz für die Kehlkopfhöhe bei stimmlich untrainierten Personen hat (vgl. Iwarsson, Sundberg, 1998).

1994 hat sich C. Hammann mit Stimmstörungen von Lehrern beschäftigt. Sie verwies auf die muskulären Verspannungen im Halsbereich (98 % der 273 untersuchten Lehrerinnen, 83 % der 197 untersuchten Lehrer), im Schulterbereich (3,92 % der Frauen, 0 % der Männer), im Thoraxbereich (7,84 % der Frauen, 0 % der Männer) und im Gesichtsbereich (9,8 % der Frauen, 50 % der Männer). Die unterschiedliche stimmliche Tragfähigkeit der weiblichen Probandinnen (7,9 %) gegenüber den männlichen Probanden (46,7 %) wurde aufgezeigt. 33,6 % der Frauen hatten eine überhöhte Sprechstimmlage. Bei den Männern waren es 11,7 %. Nur 32,9 % der Frauen – im Vergleich zu 71,1 % der Männer – unterstützten ihren Sprechvorgang mit der Atemstütze. Hammann führte die Muskelverspannungen auf einen falschen Atemeinsatz (Hochatmung) zurück. „Sie bewirkt im Gegenteil Anspannungen der Brust-, Hals- und Schultermuskulatur und verursacht so u. U. Fehlspannungen im Bereich der Kehlkopfmuskulatur und somit auch der Stimmgebung. Aus diesen Gründen steht eine Korrektur der Ruheatmung am Anfang jeder Stimmtherapie" (vgl. Hammann, 1994, S. 73 ff).

1987 wird eine Studie zum Zusammenhang zwischen Kopfhaltung und Stimmfunktion veröffentlicht. Es werden zwei Frauen untersucht, eine 24-jährige Sängerin und eine 23-jährige Frau ohne Gesangsausbildung. Die Probandinnen führten voneinander getrennte Sing- und Atemübungen in 29 verschiedenen Kopfhaltungen durch. Die Leistungsquantität wurde per Schalldruckpegel, die Leistungsqualität per Frequenzanalyse des gesungenen Tons und eines analytischen Expertenratings beurteilt. Zur Beurteilung der Muskulatur wurden elektrische Aktivitäten der Kehlkopf-, Kopfsenker-, Kopfwender- und Bauchmuskulatur, die Herzfrequenz und die Inspirations- und Exspirationsvolumenströme gemessen. Zusammenfassend wurde u. a. nachstehende Schlussfolgerung gezogen: „Die Kopfhaltung hat einen deutlichen Einfluß auf den Luftströmungswiderstand, die Bauchmuskel-, Kehlkopfsenker- und Kopfwenderaktivität, auf Lautstärkestabilität und Tonhaltedauer sowie auf die Stimmqualität" (vgl. Rohmert, 1987, S. 165).

2 Überblick der phoniatrischen Erkrankungen in Bezug auf die Manuelle Stimmtherapie

Im Nachfolgenden findet eine Einteilung der phoniatrischen Erkrankungen statt. In den meisten phoniatrischen Lehrbüchern werden gewöhnlich

- Sprach-,
- Sprech-,
- Redefluss- und
- Stimmstörungen

unterschieden (vgl. Böhme, 1997; Wirth, 1990; 1991).
Die Abgrenzung der einzelnen Störungsbilder erfolgt mit Hinblick auf die Wirksamkeitseinschätzung der Manuellen Stimmtherapie.
Bei den Sprach-, Sprech-, Redefluss- sowie den organischen und psychogenen Stimmstörungen kann die MST durch Mobilitätsverbesserung im Bereich der Atmung, des Schluckens oder der Artikulation dem Patienten *Erleichterung* bringen. Sie kann jedoch nicht die Ursache der Erkrankung beseitigen. Für einen Patienten, z.B. mit Schluckstörungen, kann eine Erleichterung eine immense Verbesserung der Lebensqualität bedeuten.
Bei funktionellen Stimmstörungen kann die MST ein *Wiedererlangen der Funktion* bewirken. Damit wird eine voll funktionsfähige Stimme erzielt. Im Anschluss an die Sprach-, Sprech- und Redeflussstörungen wird deshalb gezielt auf die funktionelle Stimmstörung eingegangen.

Bei den **Sprachstörungen**, wie z.B. der Aphasie, ist das System ‚Sprache', die übergeordnete Leistung der verbalen Kommunikation, gestört. Die Sprache als Kommunikationsmittel, der Sprachbesitz, die innere Sprache, die individuelle Benutzung sowie die Anwendung der Sprache in der Artikulation und Phonation können gestört sein.
Da die Aphasie häufig mit einer Hemiplegie einhergeht, kann die MST im Bereich der Atemmuskulatur, des Zungenbeins und des Kehlkopfes die Atmung und das Schlucken verbessern.

Sprechstörungen vermindern die Fähigkeit, Gedanken durch verstehbare Wörter mithilfe der Sprech- und Stimmorgane auszudrücken. Zu den Sprechstörungen werden z.B. die Dysarthrien gezählt, bei denen der gesamte Sprechvorgang durch Erkrankung der für das Sprechen wichtigen zerebralen Zentren/Bahnen gestört ist. Auch die Dyslalien (Stammeln) zählen dazu, bei denen einzelne Laute oder

Lautverbindungen fehlen, durch andere ersetzt oder falsch gebildet werden, wie z.B. der Sigmatismus.
Stottern und Poltern gelten als **Redeflussstörungen**, denen unterschiedliche Ursachen zugrunde liegen und bei denen mehrere Organsysteme betroffen sind. Der Redefluss ist durch Laut-, Silben- und Wortwiederholungen bzw. Wortblockierungen gestört (vgl. Böhme, 1997, S. 17).
Bei **Stimmstörungen** liegt eine Auffälligkeit des Stimmklanges vor, wobei die zugrunde liegenden Grundstörungen vom banalen Infekt über einen unökonomischen Stimmgebrauch durch mangelnde Mobilität von Kehlkopf und Ansatzrohr bis zum lebensgefährlichen Karzinom im Kehlkopfbereich reichen können (vgl. Wirth, 1991).

Häufig treten bei diesen Erkrankungsbildern sekundär Dystonien in der atem-, stimm- und artikulationsgebenden Muskulatur auf, die durch die MST verbessert werden können.

3 Stimmstörungen

3.1 Unterteilung von Stimmstörungen anhand ihrer Ursachen

Um die breit gefächerten Ursachen überschauen zu können, die zum Entstehen einer Dysphonie beitragen, erfolgt nachstehend die gebräuchliche Klassifikation in

- organische,
- psychogene und
- funktionelle Stimmstörungen

(vgl. Wirth, 1991; Grohnfeldt, 1994; Aronson, 1990).

Nicht bei jedem Patienten ist eine klare Zuordnung der Symptome und Ursachen zu einer speziellen Dysphonie möglich. Nicht immer ist klar, ob der organischen Veränderung des Kehlkopfes eine funktionelle Störung vorausgegangen ist oder ob durch eine Kehlkopfveränderung die Stimmgebung massiv gestört worden ist. Allerdings dient diese Art der Klassifikation dazu, keine wesentlichen Aspekte bei der Untersuchung auszulassen und durch vielfältige Untersuchungsmethoden den Patienten in seiner Symptomatik und seinem Wesen präzise zu erfassen, sodass ein gezielter Therapieplan erstellt werden kann.

3.1.1 Organische Stimmstörungen

Organische Stimmstörungen sind durch eine Erkrankung oder ein Trauma des Kehlkopfes gekennzeichnet. Ein Trauma des Kehlkopfes kann entweder durch *äußere Gewalteinwirkung* entstehen, wie nach einem Autounfall, bei der die Halswirbelsäule maximal nach hinten überdehnt und geschädigt wurde und es zu Einblutungen vorne im Kehlkopfbereich kam, oder durch *innere Gewalteinwirkung* wie durch eine endotracheale Intubation.

Bei organischen Stimmstörungen können *angeborene* Fehlbildungen wie Kehlkopfasymmetrien und Stimmlippenlähmung oder auch *erworbene* Erkrankungen vorliegen. Die Kehlkopfbildung kann in ihrer Entwicklung gestört sein. Hormonelle Störungen (z.B. Mutationsstörungen, Zyklusstörungen, Störungen der endokrinen Drüsen) sowie entzündliche Erkrankungen haben ebenfalls einen negativen Einfluss auf die Stimmfunktion. Je nach Ursache wird die entsprechende ärztliche Behandlungsform gewählt und eventuell Sprechtherapie verordnet (vgl. Grohnfeldt, 1994; Wirth, 1991).

3.1.2 Psychogene Stimmstörungen

Psychogene Stimmstörungen, auch Phononeurosen genannt, entstehen aufgrund von akuten oder chronischen seelischen Störungen. Diese psychogenen Stimmstörungen können bis zur Aphonie (Tonlosigkeit) reichen. Die Entstehungsursachen der psychogenen Stimmstörungen sind mannigfaltig. Stresssituationen, Angst, Depression sowie Neurosen können Auslöser sein. Als Beispiel für eine psychogene Stimmstörung mag folgende konkrete Fallbeschreibung einer Patientin aus der Rehabilitationsklinik für Sprach-, Sprech- und Stimmstörungen, Bad Rappenau, dienen:

> „Eine Patientin mit ständig rezidivierender Aphonie und Anorexie (ist) seit ca. 3 Jahren zum 2. Mal in unserer Klinik, sie kompensierte ihren persönlichen schweren Verlust unter anderem im völlig aufgeputzten Äußeren. (...) Sie wirkte außerdem völlig verworren und war auch inhaltlich schwer verständlich. Ihr Sohn war tödlich verunglückt, der Ehemann erlitt zwei Schlaganfälle und starb dann im gleichen Jahr. Als auch noch der Schwager, mit dem sie ein gutes Vertrauensverhältnis hatte, kurze Zeit darauf ebenfalls starb, war das Maß des Erträglichen übervoll. Ihre Stimme versagte – nur ein ab und zu in völlig überhöhter Stimmlage hervorgequetschtes klagendes Piepsen war hörbar. Hinzu kam eine total verpreßte Hochatmung, die die Patientin jedes Mal voll verausgabt dann zu langen Sprechpausen zwang. Emotional restlos überfordert war sie seit längerer Zeit krankgeschrieben und nicht berufsfähig. Sie lebte sehr zurückgezogen, hatte kaum Kontakt zur Umwelt und verharrte ‚alleingelassen' in der für sich nicht zu bewältigenden Vergangenheit" (Oberländer-Gentsch, 1994, S. 379).

Anhand dieses Fallbeispiels wird der Einfluss des psychischen Gleichgewichts auf die Stimmgebung deutlich.
Hier kann nur eine Kombination von sprechtherapeutischen und psychologischen Therapieformen helfen, die Symptome zu verringern oder zu beseitigen. Ziele der interdisziplinären Therapie in Bad Rappenau sind u.a. „das Erlernen von Coping-Strategien, die im Verbund mit dem Körpergeschehen wirksam werden können, das Stabilisieren des emotionalen Gleichgewichts, sowie das Anstreben von Harmonie und Ausgeglichenheit" (ebenda, S. 385).
Neben der bereits erwähnten interdisziplinären Zusammenarbeit kann die Manuelle Stimmtherapie der Patientin helfen, indem sie über eine Körperorientierung sich selbst wieder besser spüren lernt und durch die manuellen Techniken einen Spannungsausgleich erfährt.

3.1.3 Funktionelle Stimmstörungen

In Kapitel 3 werden die funktionellen Stimmstörungen vertieft behandelt, weswegen an dieser Stelle nur eine Abgrenzung zu den anderen Stimmstörungen vorgenommen werden soll.
„Eine funktionelle Stimmstörung ist eine Krankheit der Stimme, die durch eine Störung des Stimmklanges und der stimmlichen Leistungsfähigkeit gekennzeichnet ist. Die funktionell bedingten Abweichungen des **Muskeltonus** treten entweder im Sinne eines ‚Zuviel' oder ‚Zuwenig' auf. *Primärorganische Erkrankungen liegen nicht vor"* (Wirth, 1994, S. 221).

3.2 Klassifikation der Patienten nach Stimmgebrauch/Berufsbild

Um das adäquate Therapiekonzept in der Stimmtherapie zu erstellen, ist es wichtig zu wissen, *wer* an Stimmstörungen mit welcher Wahrscheinlichkeit erkranken kann, in *welcher Art* die funktionelle Stimmstörung auftritt und *welcher Stimmanforderung* der Patient in seinem Alltag unterliegt.
Nachfolgend werden die Patienten entsprechend ihres Stimmgebrauchs und ihres Berufsbildes in vier Gruppen unterteilt (vgl. Koufman: What are voice disorders and who gets them?).

- Gruppe 1: der **„Elite Vocal Performer"**
  Zu dieser Gruppe zählt Koufman Personen, die durch eine leichte Veränderung ihrer Stimme starke Konsequenzen für sich und ihren Beruf erfahren. In diese Gruppe fallen z.B. professionelle Sänger und Schauspieler. Die Patienten dieser Gruppe erscheinen meistens als „Notfälle" in der Praxis. Auslöser sind akute Atemwegsinfektionen oder Stress.
- Gruppe 2: der **„Professional Voice User"**
  Unter diese Kategorie fallen Personen, die bei leichten Stimmeinschränkungen ihren Beruf nicht mehr adäquat ausführen können, wie z.B. Pfarrer, Lehrer, Dozenten, Empfangsdamen etc. Auch diese Patienten leiden an akuten Erkrankungen, erscheinen aber zumeist als chronische Patienten mit immer wieder auftretenden Symptomen, die sehr häufig durch falschen Stimmgebrauch verursacht sind.
- Gruppe 3: der **„Non-Vocal Professional"**
  Hierzu zählen Personen, die bei starken Stimmstörungen in der adäquaten Berufsausübung eingeschränkt sind, wie z.B. Richter, Geschäftsleute etc.

- Gruppe 4: der **„Non-Vocal Non-Professional"**
  Bezeichnet Personen, für die Stimmstörungen keine Einschränkung im Berufsleben bedeutet. Koufman erwähnt an dieser Stelle Verkäufer und Arbeiter. Personen dieser Gruppe kommen in der Regel nur zur Behandlung, wenn das Problem ernsthaft bzw. chronisch geworden ist.

Speziell mit Stimmstörungen der zweiten Gruppe, genauer mit Lehramtsstudenten und Lehrern, hat sich Hammann (1994) auseinandergesetzt. Sie untersuchte insgesamt 470 Lehrer, davon 273 Frauen und 197 Männer. Sie kam zu dem Ergebnis, dass mit „76 % die überwiegende Mehrheit der Lehrerschaft gelegentlich bis chronisch unter Stimmstörungen litten." (S. 28) Frauen gaben häufiger an, unter Stimmstörungen zu leiden als ihre männlichen Kollegen. Untersuchungen von Siegert (1965) und Gundermann (1964) bestätigen, dass es mehr weibliche als männliche Patienten in Stimmheilkliniken gab. Genauere Untersuchungen von Hammann zur **Tragfähigkeit** der Lehramtsstudentenstimme ergaben, dass nur 7,9 % der Frauen gegenüber 46,7 % der Männer über eine gute Tragfähigkeit der Stimme verfügten. 33,6 % der Frauen, jedoch nur 11,7 % der Männer, wiesen eine **überhöhte Sprechstimmlage** auf. Nur 32,9 % der Frauen im Vergleich zu 71,7 % der Männer unterstützten ihren Sprechvorgang durch die **Atemstütze**. Das Optimum eines **weichen Stimmeinsatzes** zeigten 83 % der Männer, jedoch nur 55 % der Frauen. **Muskuläre Verspannungen** zeigten 98 % der betroffenen Frauen im Halsbereich, 3,92 % im Schulterbereich, 7,84 % im Thoraxbereich und im Gesicht 9,80 %. Von den betroffenen Männern hatten 83 % Verspannungen im Halsbereich, keine Verspannungen im Schulter- und Thoraxbereich und 50 % im Gesichtsbereich (S. 73 ff.). Hammann führt die Muskelverspannungen auf falschen Atemeinsatz zurück. „Sie [die Hochatmung] bewirkt im Gegenteil Anspannung der Brust-, Hals- und Schultermuskulatur und verursacht so u.U. Fehlspannungen im Bereich der Kehlkopfmuskulatur und somit auch der Stimmgebung. Aus diesen Gründen steht eine Korrektur der Ruheatmung am Anfang jeder Stimmtherapie" (Hammann, 1994, S. 73 ff.).
Hammanns Daten in Bezug auf die muskulären Verspannungen können im Hinblick auf die Manuelle Stimmtherapie wichtige Hinweise auf Verspannungsorte und etwaige Ursachen geben. Natürlich muss für die Generalisierbarkeit ihrer Ergebnisse beachtet werden, dass in dieser Studie nur ein spezifisches Berufsbild überprüft wurde.

3.3 Untersuchungsmethoden

Um eine exakte Differenzialdiagnose erheben zu können, bedient sich der Mediziner mehrerer Möglichkeiten. Zunächst wird er sich das physische evtl. auch das psychische Beschwerdebild von seinem Patienten berichten lassen und eine Anamnese erstellen. Daneben wird der Arzt visuelle und palpatorische Methoden sowie sein eigenes Gehör einsetzen, um eine Stimmdiagnostik zu betreiben. Bei den *visuellen Methoden* geht es darum, den Patienten in seiner Gesamterscheinung wahrzunehmen, zu sehen wie und wo der Patient atmet und welche Muskeln er während des Sprechvorganges anspannt. Die *palpatorische Untersuchung* lässt Rückschlüsse auf Spannung, Gewebedurchblutung und Mobilität der Sprechorgane zu. Die *auditive Untersuchung* ist das wichtigste Instrument in der Phoniatrie. Allerdings erfordert die gezielte analysierende Stimmdiagnostik ein geschultes Ohr und eine klare Eingliederung des Gehörten. Häufig wird die Stimme beurteilt nach:

- **Grad der Heiserkeit** (Einstufung von klarer Stimme über Heiserkeit bis hin zur Tonlosigkeit),
- **Rauigkeit der Stimme**, die durch Unregelmäßigkeiten der Stimmlippenschwingungen zustande kommt,
- **Verhauchtheit** der Stimme, die durch frequente Geräuschanteile entsteht,
- **Verlust der Klangfülle** und
- **hyperfunktionelle** bzw. **gepresste Stimme.**

Neben diesen konventionellen Methoden stehen dem Phoniater oder Otolaryngisten apparative Methoden zur Verfügung, die die Diagnose zusätzlich absichern.

In der HNO-Praxis trifft man häufig auf die **indirekte Spiegelung**. Der Arzt hält die Zunge des Patienten fest und schaut mit dem Spiegel von oben auf die Stimmlippen. Diese Methode hat nach Meinung der Verfasserin zwei entscheidende Nachteile: Zum einen wird über die Zunge der Kehlkopf mit angehoben, d.h. der Gesamtklang verändert sich, zum anderen hat der Arzt keinen sicheren Einblick, wie das Gewebe unter den Stimmlippen aussieht.

Einen konkreteren Einblick gewährleistet das **Lupenlaryngoskop**, das eine mehrfache Vergrößerung sowie einen Einblick auf Ausstülpungen und Einbuchtungen des Gewebes ermöglicht.

Die **Röntgentomographie** ermöglicht eine Querschnittdarstellung des untersuchten Organs. Im Fall des Kehlkopfes ist es möglich, die verschiedenen Spannungszustände der Stimmlippen darzustellen.

Die **Stroboskopie** ist eine Technik, bei der Schwingungen, die vom menschlichen Auge nicht mehr wahrgenommen werden können, durch zeitlupenartig verlangsamtes Tempo dargestellt werden. Heute werden mikrofon- oder generatorgesteuerte Elektrostroboskope verwendet. „Die Stroboskopie hat ihre unbestrittene diagnostische Bedeutung bei organischen Dysphonien und extremen Hyper- und Hypotensionen der Stimmlippen. Sie kann vor allem auch dazu beitragen, organische Veränderungen mit größtmöglicher Sicherheit auszuschließen. Für die ausschließliche Beurteilung funktioneller Dysphonien wurde sie aber überschätzt. Es bleibt abzuwarten, ob die zur Zeit in Entwicklung befindliche Hochfrequenzvideographie mit Realzeiterfassung der Stimmlippenschwingungen eine bessere diagnostische Differenzierung ermöglicht." (Wendler, Seidner, Kittel & Eysholdt, 1996, S. 132).
Bei der **Elektromyographie** werden Muskelaktionspotenziale abgeleitet. Einzelne Muskeln können somit untersucht werden und tragen zur Differenzialdiagnostik organischer oder funktioneller Stimmstörungen bei.
Die **Elektroglottographie** stellt die Abläufe der Öffnungs- und Schließbewegungen der Glottis dar.
Die **Photokymographie** registriert Stimmlippenschwingungen auf einem Kehlkopffoto und diese lassen sich so vermessen und vergleichen (vgl. Habermann, 1986, S. 93 ff.).
Die **computergestützte 3D-Phonetographie** hat das Ziel, die Grundfläche des Stimmfeldes darzustellen. Die Parameter Tonhöhe, Stimmstärke und Tonhaltedauer werden räumlich abgebildet und ihre Zusammenhänge analysiert (vgl. Neuschaefer-Rube & Klajman, 1996).

Häufig wurden allerdings die tatsächlichen Ursachen von Stimmstörungen diagnostisch nicht korrekt ermittelt, wie eine Studie von Brodnitz (vgl. Brodnitz, 1971, zit. nach Aronson, 1990, S. 9) zeigt, der 1851 erwachsene Patienten, die angeblich ‚nur' unter funktionellen Stimmstörungen litten, einer zweiten Untersuchung unterzog. Dabei stellte sich heraus, dass 25,8 % der Patienten tatsächlich an hyperfunktionellen Stimmstörungen litten. Von den restlichen Patienten hatten 19,7 % Polypen, 15,3 % Stimmknötchen, 5,3 % hatten Kontaktulcera, 4,7 % hatten Mutationsstimmstörungen, 4,7 % hatten eine spastische Dysphonie, 4,4 % eine psychogene Aphonie und die noch verbleibenden Patienten hatten andere, weniger bekannte Ursachen.

4 Funktionelle Stimmstörungen

4.1 Hyperfunktionelle versus hypofunktionelle Stimmstörungen

Die gängige Einteilung der funktionellen Stimmstörungen erfolgt im Sinne eines ‚Zuviel an Spannung' als ‚hyperfunktionelle Dysphonie' oder im Sinne eines ‚Zuwenig an Spannung' als hypofunktionelle Dysphonie. Neben diesen Reinformen lassen sich noch ‚gemischte Dysphonien' ausmachen (vgl. Böhme, 1994, S. 134).

> „Die funktionell hyperkinetische Stimme klingt heiser und gepreßt, während die hypokinetische mehr einen überhauchten nicht tragenden Stimmcharakter hat. Durch den unvollständigen Glottisschluß entweicht den Hypokinetikern Luft, was sie zu häufigem Einatmen zwingt. Es erfolgt ein hauchender Stimmeinsatz und die Tonhöhe liegt zuweilen unter der stimmgesunder Menschen. Der Umfang der hypokinetischen Stimme ist eingeschränkt und das Sprechtempo verlangsamt. Im laryngoskopischen Bild zeigt sich der unvollständige Glottisschluß. Die Spannung eines oder beider Stimmbänder ist herabgesetzt, manchmal ist eine vermehrte Schleimabsonderung zu bemerken" (Beck, 1967, S. 20).

Allerdings suggeriert die Unterscheidung in Hyper- und Hypofunktion eine Trennschärfe in der Klassifikation, die nicht ohne Weiteres durch objektive Messungen wie z.B. durch Stroboskopie nachgewiesen werden kann. „Wie umfangreiche statistische Auswertungen aller bisher als bedeutsam anerkannten Stroboskopiebefunde bei Bewertung der Amplituden, Randkantenverschiebungen, Dauer der Schlußphasen ergaben, *ist eine Trennung von zwei klar abgegrenzten Gruppen funktioneller Dysphonien allein mit Hilfe der Stroboskopie nicht möglich.* Die bisher aufgrund von subjektiven Beobachtungen getroffenen Unterscheidungen typischer Merkmale bei hyper- und hypofunktionellen Dysphonien lassen sich mit objektiven Messungen nicht nachweisen. Selbst ein Vergleich von Schwingungsabläufen läßt nicht mehr als eine Tendenz zur Amplitudeneinschränkung erkennen" (Wendler et al., 1996, S. 131 ff.). Sie ziehen daraus den Schluss: „Wegen stroboskopisch nicht eindeutig möglicher Zuordnung kann man von hyper- oder hypofunktionellen Dysphonien nur sprechen, wenn eine allgemeinkörperliche Symptomatik dies gestattet" (S. 132).

Böhme (1994), der von einer größeren Häufigkeit hyperfunktioneller Stimmstörungen in der klinischen Praxis ausgeht, sieht die gleiche Problematik. „Klinisch besteht während der Phonation eine sphinkterähnliche Hyperfunktion der inneren und äußeren Kehlkopfmuskeln. So kommt es während der Phonation zu einer unterschiedlich ausgeprägten Dorsalneigung der Epiglottis. Die Stimmlippen selbst werden bei der Phonation intensiv zusammengepreßt, so daß die Ränder manchmal gerötet erscheinen. Verwechslungen mit einer hypofunktionellen Dysphonie sind möglich. Eine gemischte oder hypofunktionelle Dysphonie kann erst dann angenommen werden, wenn bei der Fiberlaryngoskopie mit Vertäubung beider Ohren der Glottisspalt noch nachweisbar ist" (S. 134). Böhme zieht die visuellen und palpatorischen Methoden mit heran, um einen extralaryngealen Befund zu erheben.

In der Forschungsliteratur wird als gesteigerte Form der hyperfunktionellen Stimmstörung die spastische Dysphonie (SD) angeführt. Sie beruht auf einer extremen Muskelhypertonie.

Spasmus steht für die langsame, manchmal lang anhaltende Zusammenziehung von Muskeln oder Muskelgruppen.
In der amerikanischen Forschungsliteratur wird diese Art der Dysphonie nach dem Muskel, der sich in der Spasmusstellung befindet, differenziert in die Adduktor Spasmodic Dysphonia (Stimmlippen werden durch Adduktorenspasmus geschlossen gehalten) und in Abduktor Spasmodic Dysphonia (Stimmlippen stehen durch Abduktorenspasmus geöffnet) (Koufman: An overview of spasmodic dysphonia). Die differenzialdiagnostische Untersuchung der Adduktorenspasmusdysphonie von der funktionellen Dysphonie erfolgt durch Spektralanalyse (vgl. Rees, Blalock, Kemp, Halum & Koufman, 2007). Über die Ursachen der Spasmodic Dysphonia wird diskutiert. Man vermutet neurologische – konkreter: im Bereich des Basalganglions zu suchende – und/oder psychologische Gründe. SD betrifft häufiger Frauen und verschwindet nachts, sodass die Stimme zwar morgens noch eine kurze Zeit gut ist, im Verlaufe des Tages jedoch stark nachlässt. Die Beschreibung einer Patientin klingt wie folgt:

> „Die Stimme hat mir eine Falle gestellt und läßt mich nicht mehr los; sie hat mich vergewaltigt. Die Zuhörer wurden mit einer Stimme konfrontiert, bei der die persönliche Melodie durch eine gequetschte Monotonie ersetzt war. Ein merkwürdig meckernder Stimmton zerrte die unter Druck ausgestoßenen Vokale auseinander. In zähem Takt wurden die Silben zerhackt, wobei die Konsonanten an Schärfe gewannen und die Atmung ihren natürlichen Rhythmus verlor. Im ganzen ein dem echten Stottern ähnliches ruckweise unterbrochenes Sprecherzeugnis, dem zurecht der Name Stimmstottern zugelegt wurde." (Gundermann, 1994, S. 65 ff.)

Therapiert wird die Spasmodic Dysphonia durch Botulinum-Toxin-Infiltrationen durch die Membrana cricothyroidea. Das Botulinum Toxin, ein Proteinkomplex, hergestellt durch das anaerobe Bakterium *Clostridium botulinum,* blockiert das präsynaptische Freisetzen von Acetylcholin und bewirkt damit eine Schwächung des injizierten Muskels zu therapeutischen Zwecken. Um einen Patienten auf längere Sicht von seinen Symptomen zu befreien, sind mehrfache Injektionen notwendig (National Institutes of Health Consensus Development, 1990, www.ncbi.nlm.nih.gov → NCBI → Literature). Die Stimme bleibt nach der ersten Injektion nach einer kurzen Phase, in der die Stimmlippen nicht richtig schließen und die Stimme dadurch verhaucht klingt, für drei bis vier Monate unauffällig. Danach muss erneut infiltriert werden (vgl. Jankovic, 1994).
Laut Wirth (1991) werden in Deutschland operative Verfahren eingesetzt, bei denen entweder eine Teilresektion des versorgenden Nervs (N. recurrens), eine Durchtrennung (Myotomie) der vorderen Kehlkopfmuskulatur oder eine einseitige Infiltrationstherapie des N. recurrens vorgenommen werden.

4.2 Ursachen funktioneller Stimmstörungen

„Im Gegensatz zu den organischen Stimmstörungen stellen die funktionell bedingten reaktive, hochkomplexe biologische Vorgänge dar. Die klinische Untersuchung deckt meist ein im einzelnen unübersehbares Flechtwerk von korrelierenden Daten auf, die morphologische, funktionelle, vegetative, biochemische, hormonelle und psychopathologische Abweichungen erkennen lassen" (Bauer, 1962, zitiert nach Gundermann, 1987, S. 6).

Da das Bedingungsgefüge für diese Art der Störung nicht eindeutig auszumachen ist, wird eine klare Abgrenzung schwierig. Eine funktionelle Stimmstörung stellt eine Ausschlussdiagnose dar, d.h. andere Diagnosehypothesen, wie z.B. ein Zugrundeliegen psychischer oder organischer Faktoren, konnten nicht aufrechterhalten werden.
Was genau funktionelle Stimmstörungen hervorruft, ist unklar. Eine exakte Einordnung in hyper- und hypofunktionelle Stimmstörungen (vgl. II 4.1) mit der Auswahl von passenden Therapiemethoden ist somit schwierig. Deshalb ist es für den Therapeuten umso wichtiger, seine Augen und Hände hinzuziehen zu können, um Spannungsdysbalancen der atem- und stimmgebenden Organe diagnostizieren und behandeln zu können.

Eine Ursache kann eine **anlagebedingte Minderwertigkeit** des Stimmapparates sein. Die stimmliche Leistungsfähigkeit ist herabgesetzt. In der Familiengeschichte findet man häufiger schnelles Ermüden der Stimme.
Unsachgemäßer Gebrauch der Stimme im Sinne von Belastung und Belastbarkeit durch „Benutzen falscher Register", „inadäquate Indifferenzlage", „fehlerhafte Stimmtechniken" oder „Verspannungen der Wirbelsäulenmuskulatur" führt zu funktionellen Stimmstörungen (Grohnfeldt, 1994, S. 101 ff.).
Als Folge anderer Primärerkrankungen wie z.B. Kreislaufinsuffizienzen, chronische Lebererkrankungen, endogene Depressionen, Karzinome etc. können funktionelle Stimmstörungen entstehen.
Ein beträchtlicher Teil funktioneller Stimmstörungen stellt eine unspezifische Reaktion auf **emotionale Belastungen** dar. Krumbach (1987) beschäftigt sich mit dem Stand psychologischer Erkenntnisse bei funktionellen Stimmstörungen und mit der Frage, inwieweit eine Spezifität bei dem Krankheitsbild Funktionelle Dysphonie vorliegt. „Für Personen mit funktionellen Stimmstörungen könnte spezifisch sein, die starke Ausprägung des anfänglichen Distanzverhaltens und der anfänglichen Problemverleugnungstendenz, mit der Scheu, emotionale Nähe einzugehen und dem schnellen Versuch, sich der Behandlung wieder zu entziehen, sowie das häufige Vorkommen einer fehlangepaßten Leistungshaltung. Es besteht der Verdacht einer frühen Störung des Selbstwertgefühles" (S. 148).

Um speziell für das Krankheitsbild der funktionellen Dysphonien ein praxisbezogenes Messinstrumentarium von psychologischen Einflüssen zu haben, hat die Universitäts-HNO-Klinik Graz einen Fragebogen entwickelt, in dem Fragen zu Familienanamnese, konkreten körperlichen Symptomen, Selbsteinschätzung, Offenheit des Patienten, Lebenssituation, wie z.B. Trennungen, Tod von nahestehender Personen, Problemen im Arbeitsumfeld, Konflikten etc. gestellt werden. Das Auswertungsblatt gibt dann Aufschluss über Offenheit, Problembewältigung, Selbstwert, Kontaktfähigkeit, Beschwerden und Belastungen des Patienten und ermöglicht dem nicht ausreichend psychologisch geschulten Arzt die Erkennung psychologischer Einflussfaktoren. In einer zweiphasigen Untersuchung der Uniklinik Graz wurden folgende Ergebnisse gewonnen: „Geringe ‚Offenheit' im Sinne mangelnder Selbstkritik und insuffizienter Selbstwahrnehmung seitens funktioneller Dysphoniker ist als herausragendes Resultat zu werten. Darüber hinaus sind Anzeichen zu finden, daß psychophysiologische Beschwerden sowie psychosozialer Streß einen essentiellen Stellenwert in der Genese funktioneller Stimmstörungen einnehmen" (Friedrich, Fitzek, Freidl & Egger, 1993, S. 565).

Sind psychische Faktoren am Krankheitsgeschehen mitbeteiligt, so wird der Patient psychotherapeutisch versorgt. Die Behandlungsformen können von einer symptomorientierten Kurzpsychotherapie über tiefenpsychologische bis hin zu psychoanalytischen Therapien reichen. Die Kurzpsychotherapie wird dann eingesetzt, wenn kurzfristige aktuelle Probleme des Patienten auftreten und ansonsten die Lebenssituation nicht beeinträchtigt ist. Wenn unbewusste Konstellationen, die in der Persönlichkeitsstruktur begründet sind, der bewussten Verfügbarkeit zugänglich gemacht werden sollen, dann wird tiefenpsychologisch mit dem Patienten gearbeitet. „Eine solche Psychotherapie ist nur sinnvoll, wenn der psychische Konflikt sich über Sprechkonfliktsituationen hinaus in andere Lebensbereiche erstreckt und allgemeine intrapsychische oder interpersonelle Schwierigkeiten von Krankheitswert bestehen" (Mans, 1993, S. 375).

Letztendlich sollte der Therapeut sich nach Meinung der Verfasserin bei der Komplexität einer funktionellen Stimmstörung vor allzu schneller psychologisierender Kategorisierung eines Patienten hüten. Nichtsdestotrotz kann eine psychotherapeutische Perspektive einen möglichen Ausgangspunkt neben anderen zur Formulierung von Diagnosehypothesen darstellen. Eine Psychotherapie kann einen Therapiebaustein inmitten eines Gesamttherapiegefüges bedeuten.

4.3 Folgen funktioneller Stimmstörungen

Besteht eine reine hyperfunktionelle Dysphonie lange Zeit, so kann es zu sekundär morphologisch fassbaren Veränderungen kommen. Diskrete Veränderungen im Bereich der Oberfläche der Stimmlippen (erweiterte Gefäße), der Glottisschluss bzw. die verbleibende Ritze (Stimmlippen in den vorderen 2/3 ihrer Länge fest aneinander gepresst) und die Beschaffenheit (weiß und fadenziehend), Menge und Lokalisation des Schleims sind in der Lupenlaryngoskopie zu erkennen. „Der Begriff des Funktionellen als des morphologisch nicht Faßbaren bekäme dadurch einen vorläufigen Charakter und wäre wenigstens zum Teil von der Entwicklung der neuen Untersuchungsmethoden abhängig" (Sopko, 1987, S. 265).
Wenn die Störung der Stimme zu einer tief greifenden Kommunikationsstörung in zwischenmenschlichen Kontakten führt bzw. die Ausübung der gewählten Arbeit erschwert oder gar verhindert, dann sind neben morphologischen Auswirkungen ebenfalls psychosoziale Folgen denkbar.

4.4 Therapiemöglichkeiten

Heute werden bei funktionellen Stimmstörungen, wie auch zumeist bei anderen Erkrankungen, ganzheitliche Therapiemethoden angestrebt. Das heißt, dass der Patient nicht als Summe einzelner Funktionen, sondern als Einheit betrachtet wird. Der Anspruch einer ganzheitlichen Therapie stellt eine hohe Anforderung an den Therapeuten dar.

Es müssen psychosoziale Aspekte, wie die unmittelbare Umgebung des Patienten, sowie dessen physische wie auch psychische Konstitution für Therapieansätze mitbedacht werden. Informationen über die Lebensgeschichte des Patienten werden durch das anfängliche Anamnesegespräch, aber auch im Verlauf der Therapie durch Schaffung einer Vertrauensbasis zwischen Therapeut und Patient gewonnen. Dazu muss der Therapeut neben seinen therapeutischen Fähigkeiten in der Lage sein, ein Gespräch so zu führen, dass er mit dem Patienten gemeinsam nach möglichen Ursachen und Lösungsmöglichkeiten suchen kann.

Häufig müssen angrenzende Fachdisziplinen wie die Neurologie, Psycho- oder Physiotherapie mit einbezogen werden, wenn die Grenzen der jeweiligen Therapierichtung erreicht sind. Das wiederum verlangt Ehrlichkeit des Therapeuten sich selbst gegenüber und die Bereitschaft zur Kooperation mit anderen Fachdisziplinen.

Welche Maßnahmen gibt es, die der Therapeut einsetzen kann, um den Patienten zu therapieren?

Nach Spiecker-Henke (1997, S. 146) lassen sich folgende Methoden unterscheiden:

- wahrnehmungszentrierte Maßnahmen
- körperzentrierte Maßnahmen
- emotionszentrierte Maßnahmen
- stimmzentrierte Maßnahmen
- sprechzentrierte Maßnahmen
- interaktionszentrierte Maßnahmen

Wahrnehmungszentrierte Maßnahmen sollen den Patienten zum Empfinden seiner eigenen Körperfunktionen führen. Nur durch eine Schulung der eigenen Sinne kann der Patient seinen Körper wahrnehmen und dadurch eventuell Erkenntnisbrücken zu seinen psychischen Reaktionen schlagen. Autogenes Training, Tranceübungen, Physiotherapie, Feldenkrais-Techniken und Therapien nach Gerda Alexander sind einige Möglichkeiten wahrnehmungszentrierter Maßnahmen.

Körperzentrierte Maßnahmen lassen sich nicht klar von wahrnehmungszentrierten Maßnahmen abgrenzen. Auch Feldenkrais arbeitet über Bewegung an der körpereigenen Wahrnehmung. Durch Bewegungen in den einzelnen Gelenken wird über Gelenkrezeptoren die Afferenz zum Kortex geschaltet und somit kann bei Konzentration auf die Bewegung Bewegung bewusst wahrgenommen werden. In der Stimmtherapie bedeutet das, dass Haltung, Tonus, Atmung und Bewegungsabläufe in ein optimales Zusammenspiel gebracht werden. Zu diesem Thema gibt es viele verschiedene Übungen, u.a. Feldenkrais-Übungen für Sänger (vgl. Nelson, Blades-Zeller & Steinkamp, 2004).
Weitere körperzentrierte Maßnahmen bietet die Alexander-Technik, die Haltungsarbeit anspricht (vgl. Barlow, 2008). Eine körperorientierte neuromuskuläre Trainingstherapie ist die Propriozeptive Neuromuskuläre Fazilitation (PNF), die bereits viele Logopäden für Fazialisparesen, myofunktionelle und Stimmstörungen umsetzen (vgl. Buck, Beckers & Adler, 2005). Für den Fazio-Oralen Trakt eignet sich die Fazio-orale Trakt Therapie (F.O.T.T.) (vgl. Nusser-Müller-Busch, 2011).
Emotionszentrierte Maßnahmen bemühen sich, u.a. über Bewegungsabläufe verbunden mit emotionsbeladenen Phonationsimpulsen einen Ausgleich herzustellen.
Stimmzentrierte Maßnahmen, ein für Sprecherzieher und Logopäden bekanntes Betätigungsfeld, arbeiten u.a. an Atmung, Artikulation, Resonanz, Prosodie und individueller Sprechstimmlage. An dieser Stelle ist die „Kommunikative Stimmtherapie" nach Gundermann (1987) zu erwähnen, in die u.a. Stimmübungsbehandlungen, Hörtraining und Entspannungstraining hineinfallen. In der Therapie nach Fröschels werden Kauübungen durchgeführt, da Kauen und Sprechen mit denselben Muskeln durchgeführt werden und somit eine funktionelle Verwandtschaft zwischen ihnen besteht. Die Akzentmethode (vgl. Thyme & Thyme, 2011), die Schlaffhorst-Andersen Methode (vgl. Saatweber, 2004) und die Nasalierungsmethode, Pahn & Pahn, 2002) sind weitere der vielen Methoden, die in den stimmtherapeutischen Bereich mit einfließen.
Sprechzentrierte Maßnahmen versuchen die erarbeiteten stimmlichen Leistungen in den sprachlichen Kontext einzubinden, wie z.B. beim Sprechen von Texten.
Interaktionszentrierte Maßnahmen trainieren die rhetorische Kommunikation, um damit Kommunikationsstörungen in der zwischenmenschlichen Beziehung leichter begegnen zu können.

Mit diesen aufgezeigten vielfältigen Behandlungsmaßnahmen wird klar, dass es für keine Stimmerkrankung *das* Standardprogramm geben kann. Jedes Therapiekonzept muss individuell angefertigt und bei Bedarf immer wieder modifiziert werden. Verschiedene Stimmheilkliniken sowie private Logopädiepraxen, die in den letzten Jahrzehnten in Deutschland entstanden sind, arbeiten inzwischen interdisziplinär und lassen psychotherapeutische und physiotherapeutische Verfahren, Psychomotorik, Lern- und Entwicklungstheorien und computerorientierte Übungsverfahren mit in ihre Arbeit einfließen (vgl. Stelzig, 1994, S. 243).

Das in dieser Arbeit erstellte manuelle Therapieprogramm kann nach Heranziehung der obigen Einteilung den wahrnehmungs- und körperorientierten Maßnahmen zugeordnet werden.

4.5 Aktive und passive Behandlungsmethoden

Die in der funktionellen Stimmtherapie eingesetzten Methoden und Techniken sind danach zu unterscheiden, ob der Patient eine eher aktive oder mehr passive Rolle übernimmt.
Die aktiven Behandlungsmethoden werden vom Patienten selbst ausgeführt, das heißt, dass der Patient zunächst unter Anleitung des Therapeuten, später auch alleine Wahrnehmungs-, Körperzentrierte-, Stimm- und Sprechübungen ausführt. Diese Art der Therapie ist Logopäden und anverwandten Berufsgruppen zumeist vertraut. Sie können dabei auf Übungsvorschläge zurückgreifen, die in reicher Zahl in der Literatur vorhanden sind (vgl. Wolf & Aderhold, 1990; Balser-Eberle, 1976; Brügge & Mohs, 1996; Coblenzer & Muhar, 1994; Fernau-Horn, 1954; Lodes, 1985; Parow, 1976; Schlaffhorst & Andersen, 1928).

Die passiven Behandlungsmethoden lässt der Patient an sich ausführen. Durch manuelle Techniken (Massagegriffe, passive Dehnungen, Lagerungstechniken und Gelenkmobilisationen) arbeitet der Therapeut am Körper des Patienten, um eine Tonusregulierung zu erzeugen. Konzentriert sich der Patient dabei auf die vom Therapeuten bearbeiteten Körperregionen, stellt sich automatisch eine verbesserte Körperwahrnehmung ein. Eine weitere passive Methode ist die Elektrotherapie. Die Elektrotherapie detonisiert über bestimmte Frequenzen die hypertone Muskulatur und tonisiert bei Paresen.

Die aktiv-passive Behandlungsmethode ist eine Kombination, bei der der Patient erst ca. 10-12 Sekunden aktiv seine Muskulatur anspannt, um diese zu ermüden, dann meist in Verbindung mit der Ausatmung die Muskulatur entspannt, um anschließend vom Therapeuten passiv an ein neues Dehn- bzw. Bewegungsende des Muskels gebracht zu werden (Postisometrische Relaxation).

Das vorliegende Programm der Manuellen Stimmtherapie stellt eine passive bzw. aktiv-passive und aktive Methode dar. Um als Therapeut direkt an den Patienten Hand anlegen zu können, ist es unabdingbar, genauere Kenntnisse der Anatomie zu besitzen und ein Beobachtungsraster zur Verfügung zu haben, welche Muskelgruppen in welcher Weise bei funktionellen Stimmstörungen zusammenwirken.

4.6 Betroffene Muskelgruppen

Bei funktionellen Stimmstörungen sind immer mehrere Muskelgruppen in Mitleidenschaft gezogen. Während die eine arbeitende Muskelgruppe in Überspannung geht, müssen ihre Gegenspieler zwangsläufig der ihnen entgegengesetzten Überspannung nachgeben und in Unterspannung gehen. Um das Gleichgewicht der Muskelspannungen wieder herzustellen, ist es notwendig, die überspannten Muskelgruppen durch Massagen oder Dehnungen zu entspannen und die unterspannten Muskelgruppen durch aktives Üben zu trainieren.

Im Nachfolgenden werden die Muskelgruppen beschrieben, die bei funktionellen Stimmstörungen im Sinne eines „Zuviel bzw. Zuwenig an Spannung" betroffen sein können. Damit weiß der Therapeut bei der Eingangsuntersuchung, auf welche Muskelgruppen er besonders achten kann. Es sind dies insbesondere

- die Erscheinung des gesamten Muskelapparates,
- die Atemmuskulatur,
- die innere Kehlkopfmuskulatur und
- die äußere Kehlkopfmuskulatur.

Im gesamten Muskelbereich kann es zu einer Fehlfunktion bzw. Fehlspannung durch ein Überwiegen von Para- bzw. Orthosympathikus kommen. Beide Nervensysteme gehören zum vegetativen unwillkürlichen Nervensystem und arbeiten antagonistisch, ein Nervensystem führt eine Spannung der Muskulatur herbei, das andere Entspannung. Beide steuern über Neurotransmitter den Körperablauf. Der Orthosympathikus bedient sich des Neurotransmitters Noradrenalin, der Parasympathikus des Neurotransmitters Acetylcholin. Je nachdem, auf welche Rezeptoren diese Neurotransmitter treffen, findet eine Anspannung (Orthosympathikus) oder eine Entspannung (Parasympathikus) statt. Normalerweise halten sich beide Nervensysteme die Waage. So kann der Mensch Leistung erbringen und sich auch wieder erholen. Der Körper befindet sich in einem dynamischen Gleichgewicht (Homöostase). Durch Stress oder übermäßige Belastung gerät die Muskulatur bzw. der gesamte Körper aus diesem Gleichgewicht und erkrankt. Neben diesen Ursachen kann auch unmittelbar der „Hauptsitz" des vegetativen

Nervensystems in der Wirbelsäule Störungen aufweisen, z.B. durch Gelenkblockaden in den entsprechenden Wirbelsäulenarealen.

Trojan (1982) hat dem Überwiegen des Parasympathikus den Begriff der „Schonstimme" zugeordnet. Die „Schonstimme" zeichnet sich bei Trojan durch verhauchte oder weiche Stimmeinsätze, geringen muskulären Tonus, gleichmäßig ruhige Atmung, Dominanz des vokalischen Elementes und nur geringe Unterschiede in der Lautheit aus.
Das Überwiegen des Orthosympathikus benennt er mit „Kraftstimme". Die „Kraftstimme" zeichnet sich durch harte Stimmeinsätze, sprunghaftes Melos, hohe Muskelspannung, stoßweise Atmung, Dominanz der Konsonanten und große Unterschiede in der Lautheit aus. Vielleicht besteht eine Disposition zur Kraft- oder Schonstimme.

Im Bereich der **Atemmuskulatur** können

- Zwerchfell,
- Interkostalmuskulatur und
- Atemhilfsmuskeln

von einer Muskeldysbalance betroffen sein. Als Ursachen für Muskeldysbalancen sind auch hier wieder Stress, Gelenkblockaden in den Wirbelsäulenbereichen der Halswirbelsäule des 3., 4. und 5. Halswirbel, aus denen der Zwerchfellinnervator, der N. phrenicus entspringt, die Brustwirbelsäule sowie die Zwischenrippengelenke zu nennen, die die Interkostalnerven versorgen. Natürlich können auch falscher Atemeinsatz sowie bakterielle, virale und neurologische Erkrankungen, die das Atemsystem betreffen, Muskeldysbalancen in diesem Bereich hervorrufen.

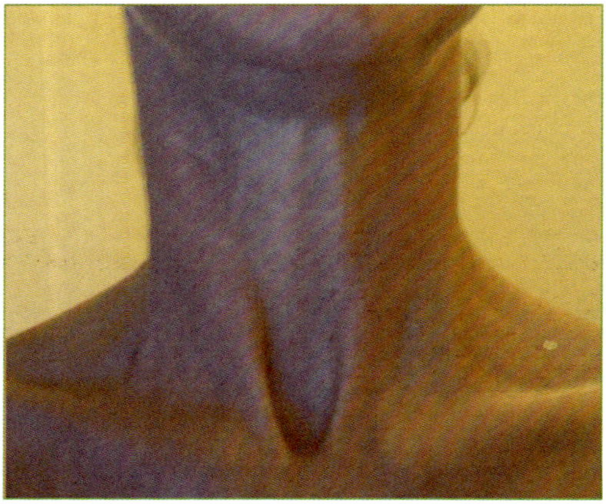

Abbildung 1:
Hyperfunktionelle Dysphonie
Äußerer Hals von vorn mit erkennbarem Hypertonus des M. sternocleidomastoideus, der infrahyoidalen Muskulatur, des M. platysma und des M. trapezius

Die **inneren Kehlkopfmuskeln** und die **Stimmlippen** können einen veränderten Tonus aufweisen, wobei diese Muskelgruppen nicht durch manuelle Techniken direkt erreicht werden können und deshalb an dieser Stelle nicht näher behandelt werden.

Die äußeren Kehlkopfmuskeln, die **Halsregion mit ihren Halsfaszien und Halsmuskeln** sowie die **Gesichts- und Kaumuskeln** können ebenfalls verspannen. Eine Überspannung im Kehlkopfbereich erkennt der Therapeut an der Druckempfindlichkeit (Druckdolenz) der einzelnen Muskelgruppen und an einer relativen Verkleinerung des Abstands vom Kehlkopf zum Zungenbein. Zusätzlich können eine Unbeweglichkeit des Zungenbeins, Schild- und Ringknorpels und eventuell eine Einschränkung der Halswirbelsäulen- und Kiefergelenkbeweglichkeit vorliegen.
Bei länger bestehenden Dysphonien, die durch Muskelhypertonus entstehen, wird der Kehlkopf über den Muskelzug nach oben gezogen und das Zungenbein ist nicht mehr frei beweglich.

5 Theoretische Grundlagen von funktionellen Störungen des Bewegungsapparates

5.1 Was geschieht bei Bewegungsstörungen im Körper?

Ein Bewegungssegment bildet mit seinen Knochen- und Gelenkstrukturen, den segmental bewegenden Muskeln und den steuernden Nerven mit deren Rezeptoren und einem Regelzentrum einen Regelkreis. Für diese kleinste als Regelkreis funktionierende Einheit wird der Begriff Arthron verwendet.

Findet eine Störung im Arthron statt, so sind davon betroffen:

- das Gelenk: es findet eine Bewegungshemmung statt
- die Nerven: die Tätigkeit der sensiblen und motorischen Nerven verändert sich und über einen spinalen Reflex steigt der Muskeltonus an bis hin zum Muskelhartspann, um eine schützende Ruhigstellung für das Arthron zu erzielen

„Durch die Muskeltonussteigerung werden die Rezeptoren in den Muskelansätzen vermehrt gereizt, es kommt damit zu einem zusätzlichen Afferenzeinstrom in den Hinterhornkomplex des Rückenmarkes, und eine weitere Steigerung der Reflexantwort ist die Folge." (Seifert, 1989, S. 443). Es kann somit zu Muskel- und Bänderverkürzungen oder Zerrungen, Luxationen, Gelenk- und Nervenentzündungen, Gelenkabnutzungen, Bandscheibenvorfällen, Erkrankungen der inneren Organe und Stimmstörungen kommen.

Ist ein Arthron gestört, so entwickeln sich funktionsgestörte Ketten, die gerade für den Bereich der Stimm-, Atem- und Schluckstörungen essenziell sind und die es zu entlarven gilt.

5.2 Welche unterschiedlichen Arten von Muskeltonus gibt es?

Der „**normale**" **Tonus** ist der Tonus, der nötig ist, um eine Bewegung ohne Kraftanstrengung weich, fließend und kontinuierlich ablaufen zu lassen. Der antagonistische Muskel passt sich an die jeweilige Dehnung leicht an.

Bei „**Hypotonus**" ist zu wenig Spannung im Muskel vorhanden. Der Muskel fühlt sich schlaff an und fällt beim Loslassen in die Schwerkraft. Zur Therapie sollte dieser Muskel aktiv isometrisch trainiert werden.

Bei „**Hypertonus**" ist die Muskelspannung zu hoch. Die Bewegung findet mit verstärkter Kraft statt und der Bewegung wird nur mit Verzögerung nachgegeben. Das Gelenk und die Muskulatur werden in der Therapie manuell durch Gelenkmobilisation, Muskelmassage und Muskeldehnung entspannt.

„**Spastizität**" ist immer auf mehrere Muskeln bezogen und entsteht durch neurologische Erkrankungen, wie. z.B. Zerebralparese (CP), Multiple Sklerose (MS), Amyotrophische Lateralsklerose (ALS), Apoplex oder Querschnittlähmung. Mehrere Muskeln kontrahieren synergetisch, z.B. Flexoren = Flexorenspastik oder Extensoren = Extensorenspastik. Hier erfolgt die Tonusreduzierung durch Entspannung der synergetisch arbeitenden Muskelgruppen (z.B. Therapie nach Bobath, F.O.T.T.). Rotation und thermische Therapie können Spastik lösen.

„**Schlaffe Lähmung**" entsteht ebenfalls durch neurologische Erkrankungen. Sie werden durch synergistische Muskelarbeit ontogenetisch basierend trainiert (z.B. durch PNF).

5.3 Was bedeutet die Bewegungsstörung für den Patienten konkret? Welche Symptome hat der Patient?

Es kann zu unterschiedlichen Symptomen kommen:

- Schmerzen (z.B. während des Schluckens)
- sensible Veränderung (z.B. Globusgefühl durch hypertone supra- oder infrahyoidale Muskeln oder Halswirbelsäulenblockierungen)
- motorische Veränderung (z.B. Kraftverlust)
- Störungen im Dermatom (die dem Segment zugeordneten Hautareale sind druckempfindlicher und schmerzen)
- Störungen im Viszerotom (Störungen der inneren Organe)

Funktionelle Stimmstörungen, Schluckstörungen, Schluckbeschwerden, näselnder Stimmklang, Entzündungen, Atembeschwerden etc. können aus Bewegungsstörungen resultieren.

5.4 Welche Störungsketten gibt es? Wie können sie beschrieben werden?

Nachstehend werden funktionelle Störungsketten im Zusammenhang mit funktionellen Dysphonien beschrieben, um dem Therapeuten die Vielfalt der möglichen Zusammenhänge aufzuzeigen.

Es gibt nicht eine Störungskette, die der Grund allen Übels ist. Der Therapeut ist aufgefordert, mit allen Sinnen, d.h. mit einem gezielten Anamnesegespräch, visuell mit Sichtbefund, taktil mit Tastbefund und auditiv mit Hörbefund seine Diagnostik zu untermauern und den Fehlfunktionsketten auf die Spur zu kommen, um einen physiologischen Funktionsablauf im Körper zu erzielen.

- „Aufsteigende Funktionsketten" bedeuten, dass irgendwo kaudal eine Störung im Körper stattgefunden hat und der restliche Körper nach oben reagiert.
- „Absteigende Funktionsketten" bedeuten, dass irgendwo kranial im Körper eine Läsion stattgefunden hat und der restliche Körper nach unten reagiert.
- „Parietale Störungsketten" beschreiben vom Bewegungsapparat ausgehende Störungen
- „Viszerale Störungsketten" beschreiben vom Organ ausgehende Störungen
- „Fasziale Störungsketten" beschreiben von einer Faszie ausgehende Störungen
- „Habituelle Störungsketten" entstehen durch einseitige angewöhnte Haltung

5.4.1 Beispiele für funktionale Störungsketten

- **Aufsteigende parietale Kette:**

Der Patient hat sich den Fuß in Inversion vertreten, die Fibula wird über die Außenbänder nach kaudal gezogen, darüber reagiert der rückwertige Oberschenkelmuskel, der M. biceps femoris, und dreht den Beckenknochen, d.h. das Ilium, nach posterior. Die anheftenden Iliolumbalbänder verdrehen die Lendenwirbelsäule oder blockieren den lumbosakralen Übergang. Die Störungskette setzt sich bis zur HWS fort, da die Wirbelsäule wie ein Zahnradmechanismus reagiert. Die Halswirbelsäule innerviert einen Teil der infrahyoidalen Muskulatur. Durch eine Bewegungseinschränkung der Halswirbelsäule kommt es zu einem Hypertonus der infrahyoidalen Muskulatur, die Stimmgebung und Durchblutung der laryngealen Strukturen leiden.

Parietal-viszerale Störungskette:
Die Patientin erleidet einen Autounfall mit Schleudertrauma. Mehrere Halswirbelsäulensegmente blockieren beidseits. Die Atemhilfsmuskeln Mm. sternocleidomastoidei und die Mm. scaleni werden durch das Trauma überdehnt und hyperton, ebenfalls kann die Muskulatur der Halswirbelsäule und der infrahyoidalen Muskeln einen veränderten Tonus aufweisen, um das Arthron zu schützen. Der Thorax erfährt gegebenenfalls eine Prellung durch den Sicherheitsgurt, sodass einige Rippen blockieren und die Zwischenrippenmuskeln den Tonus verändern. Der Magen wird durch die Reklination des Kopfes nach kranial gerissen und die Nieren durch den Aufprall nach ventral gestoßen. Durch das Trauma können Störungen im Bereich der motorischen Innervation, der Mobilität und der Durchblutung des Larynx einhergehend mit Dysphonien und Aphonien entstehen, das Zwerchfell wird hyperton in Inspirationsstellung und die benannten Organe werden schlechter durchblutet, sodass sekundär gehäufte Infektanfälligkeit entsteht. Unfallpatienten weisen zudem oft ein gestörtes vegetatives Nervensystem (Schwitzen/Frieren, Übelkeit/Angststörung, Schwindel) auf, zum Teil einhergehend mit starken Kopfschmerzen.

Aufsteigende viszerale Kette:
Störungen der Lunge (durch Nikotinabusus, Entzündungen, chronische Erkrankungen) haben Blockierungen des Brustbeins, der Rippengelenke und der Brustwirbelsäule zur Folge. Dieses kann zu Bewegungsverlusten in den Segmenten darüber (wie auch darunter) führen. Als nächst angrenzender Bewegungspartner kann die Halswirbelsäule in Kompensation bzw. Dekompensation treten und Einfluss auf den Larynx haben, da die Halswirbelsäule einen Teil der infrahyoidalen Muskeln innerviert und über den N. phrenicus, der aus ihr entspringt, Einfluss auf das Zwerchfell nimmt. Außerdem gibt es einen direkten Einfluss eines nicht mobilen Brustbeins über den Ansatz der infrahyoidalen Muskeln und des M. sternocleidomastoideus auf den Larynx. Zu der bereits gestörten Lungenfunktion können Atem- und Stimmstörungen verstärkt auftreten.

Aufsteigende viszerale Kette:
Magenprobleme können einen Einfluss auf die Stimmgebung nehmen, da der Magen über Bänder am Zwerchfell aufgehangen ist und dieses aus der Halswirbelsäule innerviert wird, wie auch die infrahyoidalen Muskeln zum Teil aus dieser versorgt werden. Erkrankt der Magen, meldet die Afferenz der Halswirbelsäule die Veränderung, diese blockiert und versorgt den Larynx und das Zwerchfell schlechter. Bei Erkrankung des Magens kann außerdem vermehrt Säure produziert werden, bei Reflux nach oben aufsteigen und die Schleimhäute reizen.

Der Reflux ist eine häufig erwähnte Problematik, die mit Stimmstörungen in Zusammenhang gebracht wird. Der Patient wird mit Säurehemmern, bei schwerwiegenden Fällen mit Operation behandelt. Die Osteopathie geht in diesem Fall den Weg der Mobilisierung der dem Magen zugeordneten Segmente (in etwa Höhe Brustwirbelsäule TH 5-8), um die Durchblutung zu fördern und die Immunität des Organs zu verbessern, sie arbeitet energetisch und reflektorisch und mobilisiert das Organ selbst, um die Ursachen zu stoppen.

■ Aufsteigende Faszienkette:

Bei entstandenen Narben werden immer die sie unmittelbar umgebenden Faszien immobil und strahlen in die weiter entfernten Faszien aus. Jede äußere wie auch innere Narbe hat somit einen störenden Einfluss auf den gesamten Organismus. Neben dem durch Narben hervorgerufenen faszialen Einfluss kommt es auch zu parietalen Bewegungsverlusten. Nachfolgend werden die Wirbelsäulensegmente benannt, die bei Organbeschwerden oder Operationen reagieren:

- die Durchblutung der Lunge wird aus der Brustwirbelsäule geschaltet
- der Magen aus der thorakalen Wirbelsäule (TH) TH 5 – TH 8
- die Leber, Gallenblase aus TH 7 – TH 10
- der aufsteigende Dickdarm aus TH 10 – TH 12
- der absteigende Dickdarm aus TH 12 – der lumbalen Wirbelsäule (L) L 2
- der Unterleib aus TH 12 – L 2 und die Innervation aus dem Kreuzbein

Nach Traumen ist eine klare Zuordnung der Segmente nicht mehr möglich!

■ Absteigende Funktionskette:

Eine absteigende Kette kann bei Störungen im Mund- und Kieferbereich vorliegen. Zahnfehlstellungen bedingen eine gestörte mimische und kaumuskulaturbedingte Motorik. Muskeldysfunktionen in diesem Bereich können Störungsketten im Kiefergelenk (veränderte Okklusion) sowie Störungsketten im Bereich der Kopfgelenke und Halswirbelsäule und in der ventralen Muskulatur bedeuten. Dieses bedingt eine veränderte Lageposition des Kehlkopfes, des Schulterblattes (über den M. omohyoideus) und des Zungenbeins. Daraus ergeben sich ein veränderter Stimmklang und gegebenenfalls eine myofunktionelle Störung. Eindrückliche Fotos hat Ingvo Broich für den orofazialen Bereich in Kombination mit Haltungsstudien dargestellt (vgl. Broich, 1992). Anita Kittel hat ein Therapieprogramm für Myofunktionelle Störungen entwickelt, das neben der Manuellen Stimmtherapie einen wertvollen aktiven Therapieansatz anbietet (2009).

- **Absteigende Funktionskette:**
Ausgelöst durch eine Zwerchfelldysfunktion kann über die Verbindung der 12. Rippe, an der das Zwerchfell u.a. ansetzt, und der muskulären Verbindung über den M. quadratus lumborum ein Beckenschiefstand entstehen. Vermehrte Belastung der Hüften, einseitige Abnutzung der Bandscheiben, funktionsgestörte Ketten bis zu den Kopfgelenken oder verschlechterte Durchblutung der Organe sind möglich.

Noch nicht erwähnt wurden Muskeldystonien aufgrund von habitueller Haltung, d.h. einseitiger Belastung, und Muskelverkürzungen aufgrund von z.B. einseitiger Arbeitshaltung.

„Schreibtischtäter", Musiker, Lehrer aber auch Sportler, die keinen Ausgleich zu ihrer überwiegenden Körperhaltung schaffen, haben verkürzte und überdehnte Muskeln, d.h., sie befinden sich in einer Dystonie, die durch die MST gelöst und deren neuer Zustand mit anschließenden gezielten Übungen erhalten werden kann.

Wenn der Therapeut durch genaue Diagnostik die unphysiologischen Funktionsketten erkannt hat, besteht der nächste Schritt darin, diese durch manualtechnische Methoden zu beheben und dem Patienten aktive Übungen für sein Trainingsprogramm mitzugeben.

III Therapeutische Anwendung

1 Manualtherapeutisches Behandlungsprogramm

Im Anschluss werden manuelle *(passive und aktiv-passive)* Behandlungstechniken für Muskeldysbalancen im Bereich der Atemmuskulatur, der äußeren Kehlkopfmuskeln, der Halsregion sowie der Kaumuskulatur mit dem Ziel vorgestellt, Sprecherziehern, Logopäden, Sprachheilpädagogen und angrenzenden Berufsbildern wissenschaftlich fundiertes, aber dennoch praktisches Übungsmaterial an die Hand zu geben und somit einen erweiterten Einstieg in die ganzheitliche Stimmtherapie zu ermöglichen. Damit soll beim Patienten letztendlich eine leistungsstarke Atmung, Artikulation und klangvolle Stimmfunktion erreicht werden, damit dieser den wechselnden kommunikativen Anforderungen des täglichen Lebens sowohl physisch als auch psychisch gewachsen ist.

Vor der Anwendung der Techniken bedarf es zunächst eines *Anamnesegespräches*, wie es in jeder Stimmtherapie erfolgen sollte. Für die Durchführung der MST ist es wichtig, mit zusätzlichen Fragen die Indikationen und Kontraindikationen abzuklären. Hierzu gehören Fragen nach akuten und chronischen Erkrankungen/ Entzündungen, Unfällen, Frakturen, Allergien, Atemwegserkrankungen, Gelenk-/ Wirbelsäulenerkrankungen, Schmerzen, Beschwerden, Verspannungen, Medikamenteneinnahme und Bewegungseinschränkungen. Die Kontraindikationen werden nachfolgend bei der Vorstellung der einzelnen MST-Techniken beschrieben.
Eine *allgemeine Inspektion*, bei der u.a. die Körperhaltung, die Bewegungsmuster, der Gesichtsausdruck, die Gesichtsfarbe, der Stimmklang, die Gestik etc. beobachtet wird, steht am Anfang der Behandlung in Form eines „ersten Eindrucks".
Daran schließt sich die eigentliche Untersuchung an, bei der eine *spezielle Inspektion* erfolgt: Der *Sichtbefund* wird aus verschiedenen Positionen heraus erstellt. Beobachtungen von Asymmetrien, Schwellungen, Farbe und Verspannungen des Gewebes werden im Sichtbefund festgehalten (siehe Sichtbefund III 1.2).
Die *Palpation* (das Tasten) gibt einen Eindruck über den Zustand des Gewebes und der Muskulatur.
Sind Verspannungen zu ertasten? Muskulatur und Bindegewebe sind physiologisch weich und leicht verschiebbar = Eutonus. Um Tastbefunde zu üben, kann der Therapeut mit seinen Händen Gewebe verschieben, abheben oder in das Gewebe hineindrücken. In eutonen Bereichen lässt sich das Gewebe leicht verschieben und gut vom Untergrund abheben. Bei Druck fallen die Finger weich

in das Gewebe hinein, so als ob man in ein weich gespanntes Trampolin drückt. Hypertonus fühlt sich hart gespannt, unbeweglich und zäh an. Der Patient gibt verbal oder nonverbal Druckempfinden oder Schmerz an. Die Gewebe, die weich und beweglich sind, dienen dem Therapeuten als Orientierung und Vergleichsmöglichkeit gegenüber dem hypertonen Gewebe. Die hypertonen Gewebsstrukturen sind Indikation zur MST.

Welche Temperatur hat das Gewebe? Auch die Temperatur des Gewebes lässt sich mit den Fingern ertasten. Entzündetes Gewebe fühlt sich heiß an und es schwillt an. Sind die Gelenkpartner in allen Richtungen beweglich oder eingeschränkt? Es gibt unterschiedliche Gelenkformen mit verschiedenen Bewegungsrichtungsmöglichkeiten. Muskeln mit diversen Zugrichtungen bewegen diese Gelenke. Im manualtherapeutischen Behandlungsprogramm werden diese Bewegungsmöglichkeiten unter dem Begriff „Funktion" beschrieben.

Als Letztes findet eine *Funktionsprüfung* der Wirbelsäule und der atem- und stimmgebenden Organe statt, um zunächst einen Eindruck von der Funktion bzw. eingeschränkten Funktion zu erhalten. Diese Funktionsprüfung erfolgt in zwei Phasen: Zunächst bewegt sich der Patient bis zu seiner aktiven Bewegungsgrenze, danach bewegt der Therapeut den zu untersuchenden Körperteil des Patienten. Der Patient versucht dabei locker zu lassen (passive Funktionsprüfung). So erhält der Therapeut zuerst einen Eindruck von der Muskeltätigkeit, dann von der Gelenkbeweglichkeit.

Die Wirbelsäule wird auf ihre Bewegungsfähigkeit untersucht, da ein Teil der Halswirbelsäule die äußeren Kehlkopfmuskeln (M. sternohyoideus, M. omohyoideus, M. sternothyroideus aus der ansa cervicalis; M. thyrohyoideus aus dem plexus cervicalis) und über den N. phrenicus das Zwerchfell versorgt. Die Brustwirbelsäule versorgt die Lunge und die Zwischenrippenmuskeln.

Liegen Einschränkungen in der Beweglichkeit der Wirbelsäule in Flexion/Extensionsrichtung, Rotation oder Lateralflexion vor, kann es zu einer schlechteren Innervation der einzelnen Organe und damit zu einer erhöhten Infektanfälligkeit kommen, wie nachfolgendes Beispiel einer Manuellen Stimmtherapie zeigen soll:

> Eine Stimmpatientin hatte rezidivierende Kehlkopfentzündungen, die mit Dysphonien, im schlimmsten Fall mit Aphonien einhergingen und trotz Antibiotikatherapie und logopädischer Betreuung nicht zu bewältigen waren. Durch das gezielte Anamnesegespräch und der Funktionsprüfung stellte sich heraus, dass die Patientin ein länger zurückliegendes Schleudertrauma mit noch vorhandenen Gelenkblockierungen im Halswirbelsäulenbereich C3-C5 hatte. Diese wurden gelöst und die Infektanfälligkeit und die daraus resultierenden Stimmstörungen verschwanden.

Die Therapie baut auf den durch die Untersuchungen gewonnenen Daten auf und ermöglicht einen Vergleich vor und nach der Therapie.

1.1 Allgemeiner Befundbogen für das MST-Anamnesegespräch

Name: ____________________ Geburtsdatum: ____________ Datum: ______________

Adresse: ____ Tel.: ____________________

Therapieauftrag Von Arzt und Klient:	
Diagnose:	
Stimm-/Schluck-/Atem-/ Redefluss-/Artikulations-beschwerden:	
Beruf:	
Unfälle:	
Operationen:	
Frakturen:	
Allergien:	
Akute/chronische Erkrankungen: (internistisch, gynäkologisch, pulmologisch, kardiologisch, urologisch, orthopädisch, dentistisch, neurologisch, dermatologisch, endokrinologisch, im HNO-Bereich, phoniatrisch, lymphatisch)	

Schwangerschaften:	
Wirbelsäulen-/Gelenkerkrankungen (Knochendichte?):	
Medikamenteneinnahme:	
Implantate, Drainagen, Herzschrittmacher, PEG:	
Beschwerden/Schmerzen:	
Verspannungen:	
Stress: **Äußere Rahmenbedingungen** **Derzeitiges inneres Erleben**	
Motorische Entwicklung:	
Seh- oder Hörhilfen:	
Sport und Bewegung:	
Gesamteindruck zur allgemeinen Inspektion: Mimik Gestik Blickkontakt	
Therapieziele: **Wunsch des Klienten:**	

Anamnese Stimme

Akustische Stimmklangbeschreibung:
(**R**auigkeit, **B**ehauchtheit, **H**eiserkeit, **RBH-System** nach Wendler 1986) **(0-3)**
(Knarren, Krächzen, mit Anstrengung, Pressen, Aphonie, Klangveränderungen)

Resonanz:	brustresonant	kopfresonant	
Mittlere Sprechstimm-lage:	physiologisch	zu hoch	zu tief
Modulation:	physiologisch	eingeschränkt	übersteigert
Stimmeinsatz:	weich-fest-gehaucht	physiologisch/pathologisch	
Stimmansatz:	unauffällig	nasal verlagert	pharyngeal
Schwelltonvermögen:	Crescendo-Decrescendo (von laut auf leise und umgekehrt)		
Tonhöhe:	tiefste F 0 ___________/__________(D /73 Hz e / 165 Hz)		
	höchste F 0___________/_________(D 1/294 Hz e2 / 659 Hz)		
Stimmumfang:	von __________ bis ___________, __________ Halbtöne		

kinästhetisch: (Sprechanstrengung, Schmerzen, Globusgefühl, Trockenheit, Druckgefühl, Verspannung, Brennen, Räuspern)

---

psychisch: (Annahme der eigenen Stimme, Belastung durch die Dysphonie, Einschränkungen bzgl. Aktivität, gesellschaftliche Teilnahme [ICF], Voice Handicap Index [VHI])

Veränderung der Symptomatik: abhängig von Anstrengung/Belastung, Tageszeit, Situation, Emotion

---

Reaktion des Patienten auf Symptome: (Stimmruhe/Trinken/Erhöhung der Kraftanstrengung, Räuspern)

Stimmgebrauch/Stimmbelastung: beruflich/privat

Sichtbefund

Rumpf

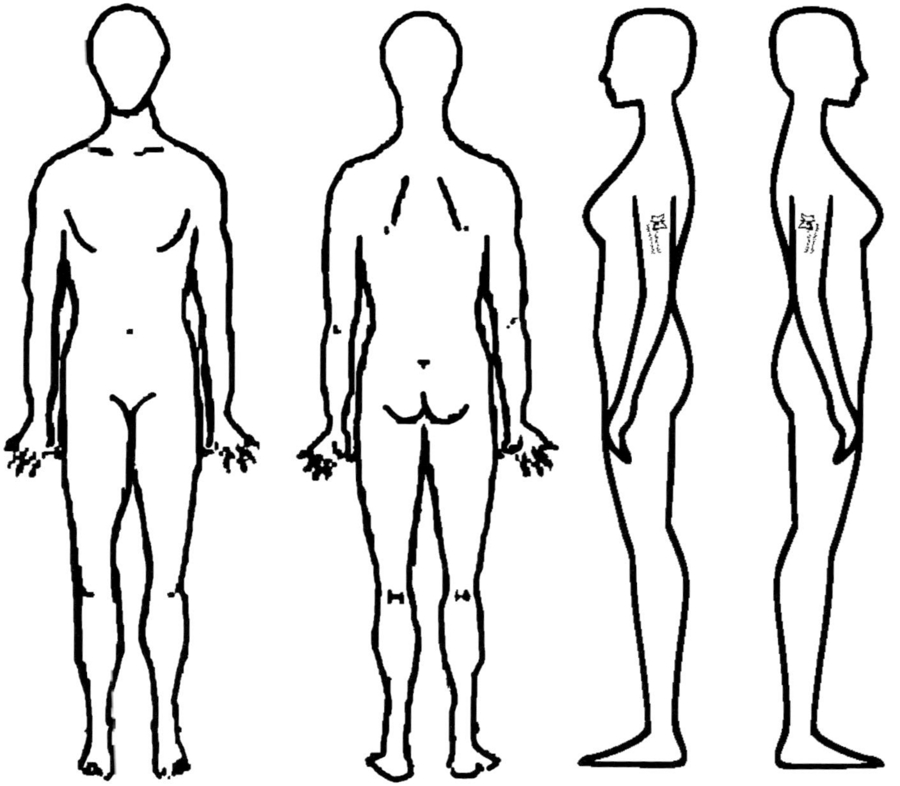

ventral dorsal lateral links lateral rechts

Anmerkungen: Höhe/Rotation/Shift/Schwellungen/Narben

Kopf

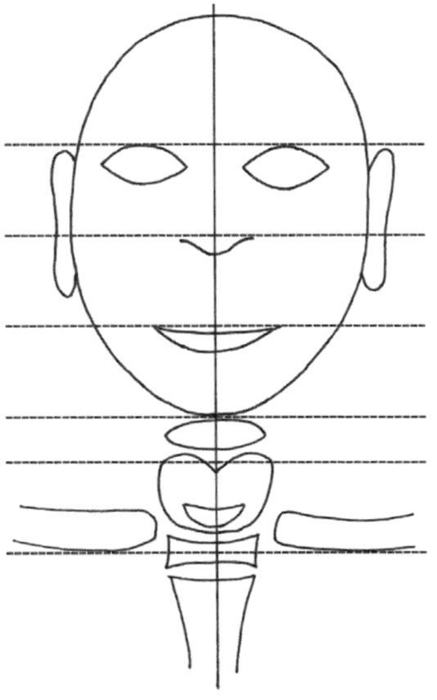

Harter Gaumen

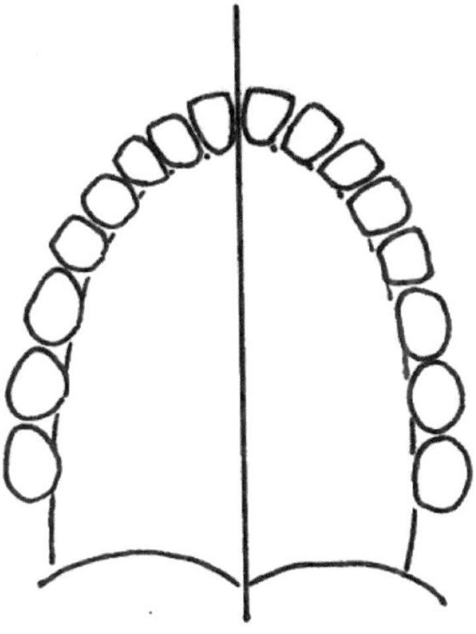

Anmerkungen:
Höhe/Rotation/Shift/
Schwellungen/Narben

Hörbefund:	
Schluckbefund:	
Artikulationsbefund:	
Atembefund:	
Sonstige Befunde:	

Pulmonal/Thorakaler Körperbereich:

Diaphragma

hyperton (zu viel Spannung):

links			**rechts**		
ventral	lateral	dorsal	ventral	lateral	dorsal
☐	☐	☐	☐	☐	☐

hypoton (zu wenig Spannung):

links			**rechts**		
ventral	lateral	dorsal	ventral	lateral	dorsal
☐	☐	☐	☐	☐	☐

Lunge

linke Lunge		**rechte Lunge**	
ventral	dorsal	ventral	dorsal
☐	☐	☐	☐
IR	AR	IR	AR
☐	☐	☐	☐
ABD	ADD	ABD	ADD
☐	☐	☐	☐
kranial	kaudal	kranial	kaudal
☐	☐	☐	☐

Brustbein

Inspirationsläsion	Exspirationsläsion	Rotationsläsion
☐	☐	☐

Schlüsselbein

Läsion nach kranial		Rotation nach ventral	
linkes	rechtes	linkes	rechtes
☐	☐	☐	☐

Rippen

Rippen ventral mit Bewegungsverlust:

[1.] [2.] [3.] [4.] Rippe links   [1.] [2.] [3.] [4.] Rippe rechts

Atemhilfsmuskulatur:

M. pectoralis major:

Brustbein/Rippen		Muskelbauch		Armansatz	
links	rechts	links	rechts	links	rechts
☐	☐	☐	☐	☐	☐

Dehnfähigkeit:

stark eingeschränkt	mittel eingeschränkt	frei beweglich
☐	☐	☐

Mm. intercostalis: im Bereich der ____________________ Zwischenrippenräume links
im Bereich der ____________________ Zwischenrippenräume rechts

Laryngealer und zervikaler Bereich:

Zungenbein: Palpation: hyperton

links ☐ rechts ☐

Verschiebbarkeit eingeschränkt nach:

links ☐ rechts ☐

Suprahyoidale Muskeln: Palpation: hyperton

links ☐ rechts ☐

Schildknorpel: Palpation: hyperton

links ☐ rechts ☐

Bewegungsverlust nach:

links ☐ rechts ☐

M. sternocleido-mastoideus: Palpation: hyperton

links ☐ rechts ☐

Mm. scaleni: Palpation: hyperton

links ☐ rechts ☐ beidseits ☐

M. trapezius: zervikaler Anteil: links ☐ rechts ☐ — thorakaler Anteil: links ☐ rechts ☐

 Kopiervorlage nur zum eigenen Gebrauch

Orofazialer Bereich:

Kopffaszie: eingeschränkt im Bereich:

____

Sutura frontonasalis: Palpation: hyperton

links ☐ rechts ☐

Bewegungsverlust nach

links ☐ rechts ☐

Maxilla (Oberkiefer): Bewegungsverlust nach

ventral ☐ dorsal ☐ lateral ☐ (li ☐ re ☐) Rotation ☐ (li ☐ re ☐)

Os palatinum (harter Gaumen):
Bewegungsverluste

kranial		kaudal		ventral		dorsal		Abduktion		Adduktion	
li	re	li	re	li	re	li	re	li	re	li	re

Kiefergelenk:
Federungstest:
Öffnungsweite: ________ cm
Verschiebbarkeit links: ________ cm Verschiebbarkeit rechts: ________ cm
Ventralisierung Unterkiefer: ________ cm
Öffnungsablaufverhalten: der Unterkiefer öffnet sich:
Beschreibung:______________________________

____

Kaumuskulatur:

M. masseter superficiales
hyperton

links	rechts
☐	☐

M. masseter profundus
hyperton

links	rechts
☐	☐

M. temporalis hyperton

im Bereich Os temporale

linker M.	rechter M.
☐	☐

am Processus coronoideus mandibulae

linker M.	rechter M.
☐	☐

M. pterygoideus mediales

Angulus mandibulae

linker M.	rechter M.
☐	☐

Os palatinum

linker M.	rechter M.
☐	☐

M. pterygoideus laterales

in Nähe des Ursprungs hyperton

linker M.	rechter M.
☐	☐

Kranialer Bereich:

Os temporale: frei li ☐ eingeschränkt re ☐

Os parietale: frei li ☐ eingeschränkt re ☐

Os frontale: frei li ☐ eingeschränkt re ☐

Segmentaler Bereich:

Wirbelsäule: Mobilitätsverluste: LWS ☐ BWS ☐ HWS ☐

Faszien

Mobilitätsverluste: Fußfaszie ☐ Becken ☐ subdiaphragmal ☐

oberer Thorax ☐ Halsfaszie ☐ Kopffaszie ☐

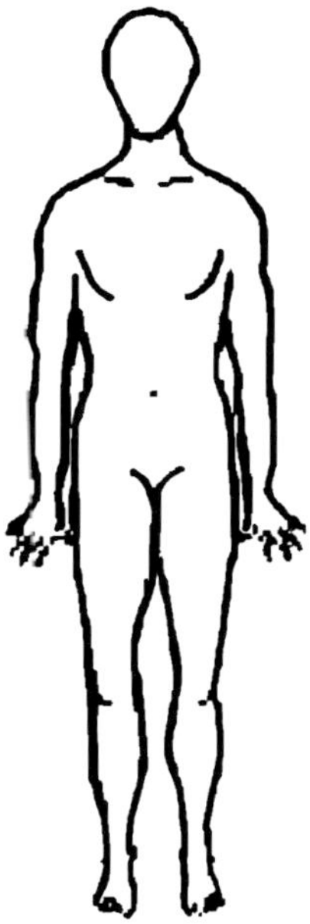

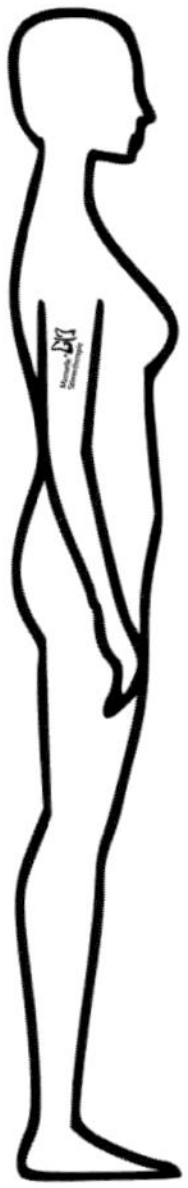

Immobile Faszienzüge und Narben oben einzeichnen

Gesamtbelastung des Patienten/Klienten zu Beginn der Behandlung:

________________ % Wahrnehmung des Patienten/Klienten

________________ % Wahrnehmung des Therapeuten

Auftragsklärung ____

Wunsch des Patienten/Klienten ____________________________________

1.2 Sichtbefund zur speziellen Inspektion

Der Patient wird im Sitzen, Liegen oder im Stehen von vorne, von der Seite und von hinten auf Haltung, Stand und Muskelspannungen untersucht. Die diagnostizierte Haltung wird schriftlich, zeichnerisch und per Foto festgehalten.
Konkret untersucht der Therapeut den Patienten auf Asymmetrien, die in Form von unterschiedlichen Höhenstufen z.B. im Bereich der Beckenkämme, der unteren Schulterblattwinkel oder der Schulterlinien und der Kopfhaltung auftreten können.
Nach den Höhenstufen werden die Rotationsfehlstellungen notiert. Hierzu wird geschaut, welches Becken weiter nach ventral/dorsal abweicht und wie der Thorax und die Halswirbelsäule im Raum gedreht stehen.

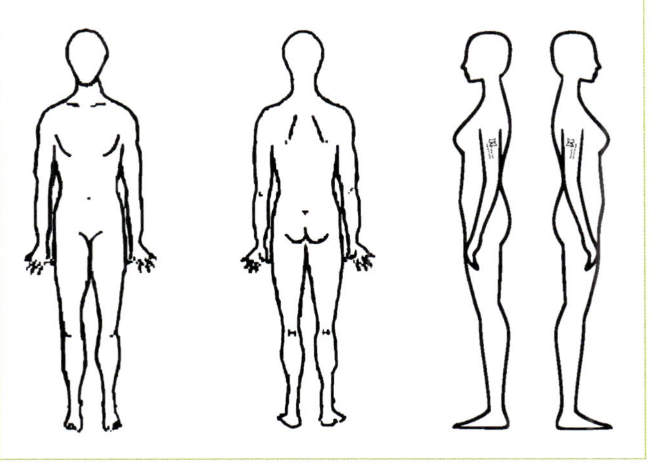

Abbildung 2: Sichtbefund

Im Nachfolgenden wird zu den wichtigsten behandelbaren knorpeligen, muskulären, faszialen und knöchernen Strukturen

- die Anatomie (in Form einer Darstellung),
- die Funktion der Struktur,
- die Innervation,
- die Indikation und
- die Behandlungstechnik anhand eines Fotos mit Beschreibung der Ausgangsstellung des Patienten und des Therapeuten

dargestellt, (die Ausgangsstellungen und die Techniken müssen gegebenenfalls entsprechend der Möglichkeiten des Patienten und des Therapeuten modifiziert werden) sowie

- die zu erwartenden Effekte der Behandlung beschrieben,
- die Kontraindikation dargestellt.

Wenn innerhalb der ersten beiden Behandlungen gar keine Veränderung stattfindet, ist es unwahrscheinlich, dass die laryngeale, zervikale oder thorakale Muskelspannung die ursächliche oder einzige Erklärung der vorhandenen Atem-, Artikulations-, Stimm- oder Schluckstörung ist.
Stellen sich Zeichen der Veränderung, wie verbesserte Mobilität der atem- und stimmgebenden Organe, Schmerzreduktion und Verbesserung der stimmlichen Leistungsfähigkeit ein, ist es vom Patienten abhängig, ob er nur noch eine MST-Behandlung oder mehrere Behandlungen benötigt.

2 Laryngealer/zervikaler Bereich

2.1 Zungenbein (Os hyoideum)

2.1.1 Parietale Zungenbeintechnik

Anatomie

Das Zungenbein ist ein spangenförmiger Knochen, der keine gelenkige Verbindung zu anderen Knochen aufweist. Es liegt unmittelbar über dem Schildknorpel, in Höhe des vierten Halswirbelkörpers und ist am M. digastricus, einem zweibäuchigen Muskel, der mit seinem hinteren Anteil vom Processus mastoideus kommt und mit seinem vorderen Anteil zur Innenseite des Unterkiefers zieht, „aufgehangen".

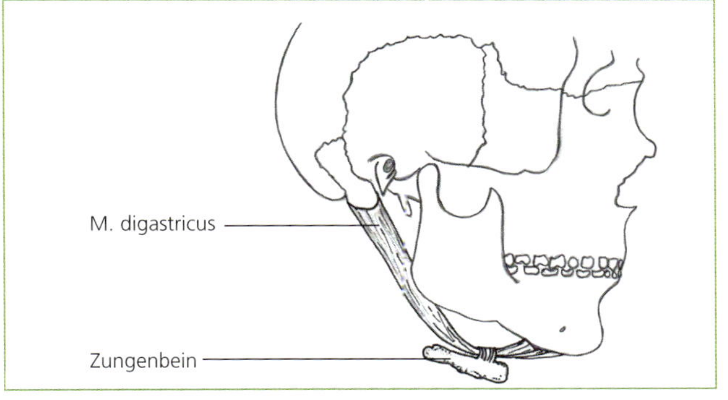

Abbildung 3: Zungenbein von der Seite (vgl. Feneis, 1988, S. 83)

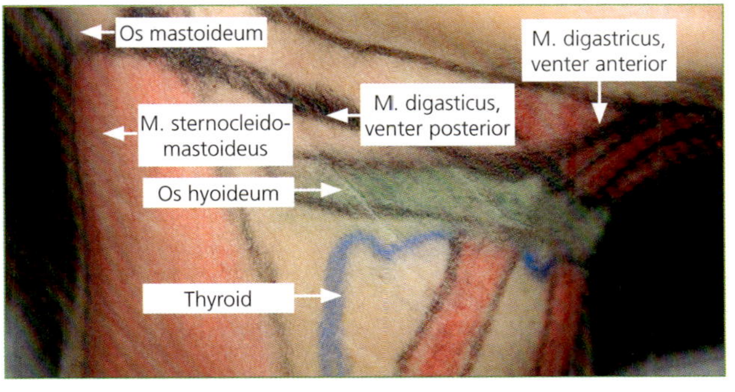

Abbildung 4: M. digastricus

Zu den suprahyoidalen (oberen) Zungenbeinmuskeln zählen der eben erwähnte M. digastricus, der M. stylohyoideus, der M. mylohyoideus und der M. geniohyoideus. Die infrahyoidalen Muskeln setzen sich aus dem M. sternohyoideus, dem M. thyrohyoideus, dem M. sternothyroideus und dem M. omohyoideus zusammen.

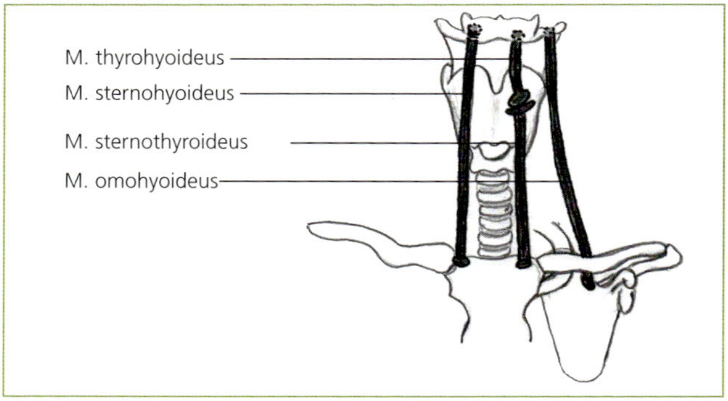

Abbildung 5: Infrahyoidale Muskulatur (vgl. Feneis, 1988, S. 83)

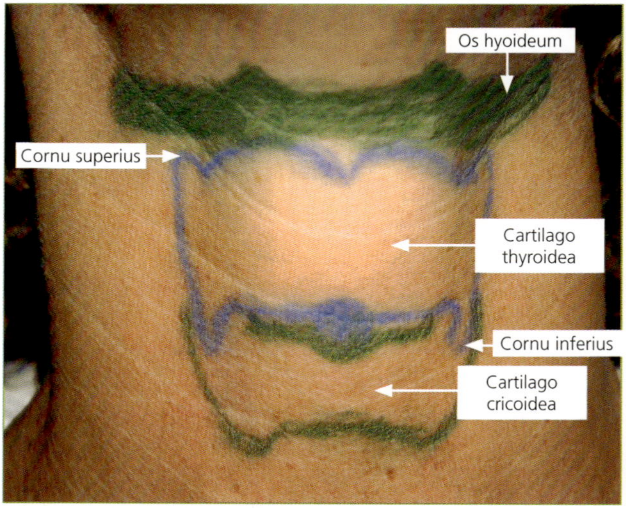

Abbildung 6: Zungenbein, Kehlkopf, Ringknorpel

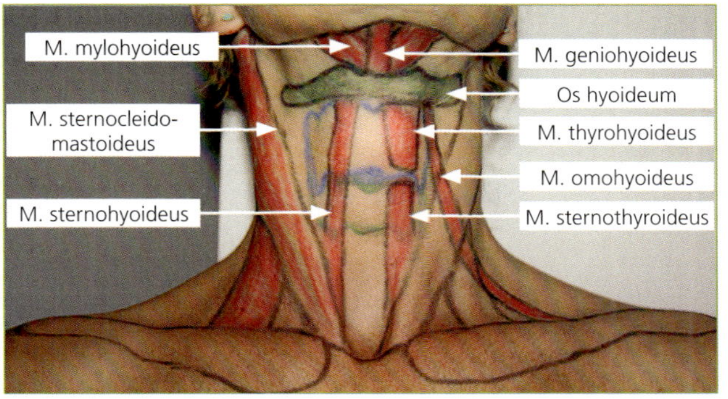

Abbildung 7:
Hyoidale Muskulatur

Funktion

Das Zungenbein ist Ursprung und Ansatz von Muskeln im Mundboden (Mm. suprahyoidei) sowie Muskeln, die zum Kehlkopf und Brustbein (Mm. infrahyoidei) ziehen. Die oberen Muskeln ermöglichen durch Anhebung des Zungenbeins, dass der Zungenrücken den harten Gaumen abschließt. Der Schluckakt kann beginnen. Die unteren Zungenbeinmuskeln ziehen das Zungenbein nach unten und der M. thyrohyoideus den Schildknorpel nach oben. Beide Muskelgruppen wirken beim Schluckakt zusammen.

Fehlfunktion

Sind die Zungenbeinmuskeln hyperton, kann der Patient ein Globus-, Enge- und eventuell Atemnotgefühl und Schmerzen beim Schlucken empfinden. Meist wird von einer Zungenbeintendopathie gesprochen. Differenzialdiagnostisch muss man an zwei Dinge denken: Zum einen kann neben einer rein funktionellen Störung der Muskulatur ein reflektorischer Muskelhypertonus durch Blockierung (reversible Veränderung des Gelenkspiels und der Gleitbewegung ohne pathologische Veränderung) einer oder mehrerer Segmente von C1 bis C4 vorliegen. Zum anderen können Neuralgien der Gehirnnerven V, VII und XII einen Hypertonus in der von ihnen innervierten Zungenbeinmuskulatur verursachen. Bei einer Blockierung müssen die Wirbel manualtherapeutisch/osteopathisch oder chiropraktisch gelöst werden, um die nozizeptive und propriozeptive Afferenz zu unterbrechen, die über die Hinterhornbahnen zur Hirnrinde geleitet wird und wiederum über die Motoneurone des Vorderhorns Kontraktionsbefehle an die Muskeln weitergibt und zusätzlich durch Beeinflussung der Vasomotoren die Durchblutung des blockierten Gelenkes mit den dazugehörigen Strukturen verschlechtert (vgl. Seifert, 1982, S. 431 ff.). Ist der Grund des muskulären Hypertonus im funktionellen Bereich zu suchen, bewirken die nachfolgenden Techniken Entspannung der hypertonen Muskulatur.

Innervation

Obere Zungenbeinmuskeln:

M. digastricus: hinterer Muskelbauch aus N. facialis (VII), vorderer Muskelbauch aus N. trigeminus (V)

M. stylohyoideus: aus N. fascialis (VII)

M. mylohyoideus: aus N. mylohyoideus über R. mandibularis des N. trigeminus (V)

M. geniohyoideus: aus C 1

(vgl. Kahle, 1984, S. 114-118)

Untere Zungenbeinmuskeln:

M. sternothyroideus: aus Ansa cervicalis profunda (C1- C3)

M. sternohyoideus: aus Ansa cervicalis profunda (C1-C3) gebildet aus einem Ast des N. hypoglossus (XII) mit der Radix inferior des Plexus cervicalis aus C2 bis C4

M. thyrohyoideus: Ansa cervicalis profunda (C1-C3)

M. omohyoideus: aus Ansa cervicalis profunda (C1-C3)

(vgl. Kahle, 1984, S. 66)

Untersuchung & Behandlung

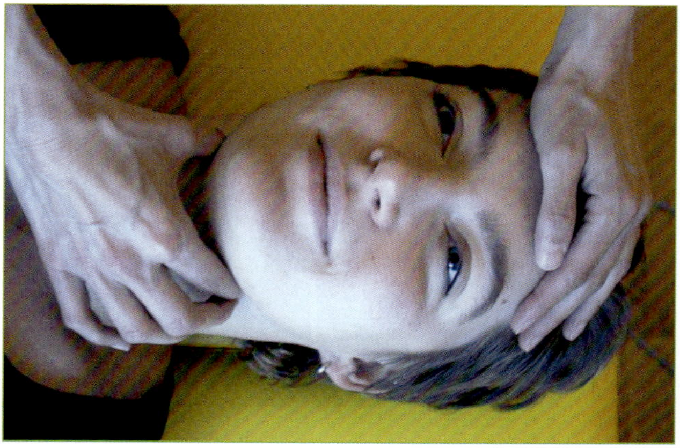

Abbildung 8: Zungenbeinmobilisation

Das Zungenbein wird zwischen Daumen und Zeigefinger zunächst palpiert und auf Spannungen im darüberliegenden Gewebe untersucht und dann in lateraler (seitlicher) Richtung verschoben und überprüft, ob ein Bewegungsverlust in eine Richtung vorhanden ist. Um zu palpieren, ob sich das Zungenbein nach kranial (oben) bewegt, ertastet der Therapeut den ventralen Zungenbeinrand und bittet den Patienten, seine Zunge gegen den Gaumen zu drücken. Um das Zungenbein nach kaudal (unten) gleiten zu fühlen, bittet man den Patienten, seine Zunge wie zum Gähnen in den Mundboden zu drücken. So hat man einen guten Überblick über die Gesamtbeweglichkeit des Zungenbeins.

Indikation Schluckstörungen, Immobilität im Zungenbein-/Kehlkopfbereich evtl. mit veränderter Sprechstimmlage, Engegefühl oder Globusgefühl des Patienten

Ausgangsstellung

- **Patient** Rückenlage oder Sitz
- **Therapeut** Der Therapeut steht/sitzt seitlich vom Patienten, die kraniale Hand fixiert die Stirn, die kaudale Hand umfasst mit Daumen und Zeigefinger das Zungenbein.

Ausführung Die Hand am Zungenbein bewegt dieses in seitlicher Richtung. Nach Überprüfung von Restriktionen langsam in die einfachere Richtung bewegen, das Zungenbein am Ende der Bewegung mehrere Sekunden halten, dann erst in die Richtung der Restriktion gehen (side of ease/side of barrier-Prinzip).

Effekt Entspannung der supra- und infrahyoidalen Muskulatur

Kontraindikation Akute entzündliche Prozesse, Karzinom

2.1.2 Technik für die suprahyoidale Muskulatur

Behandlung

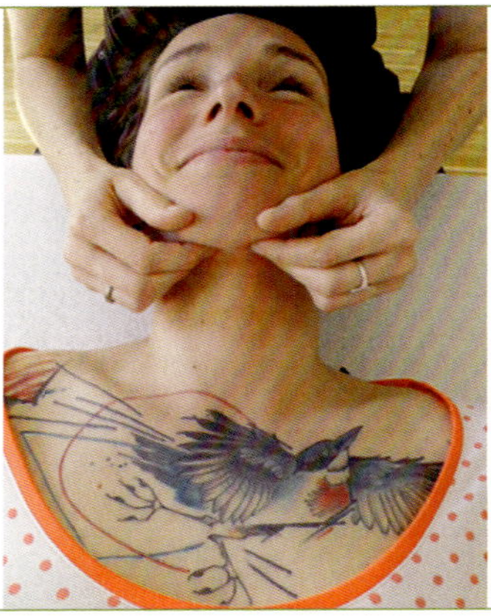

Abbildung 9: Mobilisierung der suprahyoidalen Muskulatur

Untersuchung
Der Therapeut tastet sich entlang des Unterkieferinnenrandes und palpiert die Muskulatur auf Hypertonien.

Indikation
Immobilität des Zungenbeins, Schluckstörungen, myofunktionelle Störungen, Zungenbeintendopathien

Ausgangsstellung

- **Patient** Patient in Rückenlage, Kopf leicht unterlagert
- **Therapeut** Der Therapeut sitzt am Kopfende des Patienten, die Fingerkuppen vom 2.-4. Finger liegen beidseits an der Innenkante des Unterkiefers an der Muskulatur des Mundbodens auf. Die Daumenballen können die Mandibula beidseits nach medial annähern, um den M. mylohyoideus vorzuentspannen.

Ausführung
Die Finger üben einen leichten Druck nach kranial medial aus, bis sich die Spannung wahrnehmbar löst. Fällt der Therapeut gut in den Mundboden, kann er anschließend am hinteren Mandibulawinkel mit seinen Fingerkuppen in Richtung M. pterygoideus medialis palpieren und ihn detonisieren. Der M. digastricus am Muskelansatz der Innenfläche vom Kinn wird ebenfalls über Druckpunktmassage entspannt.

Effekt
Verbesserte Mobilität des Zungenbeins, verbesserter Schluck- und Sprechakt

Kontraindikation
Speicheldrüsensteine, Karzinome

2.2 Kehlkopf

Anatomie

Der Kehlkopf besteht aus 5 Knorpeln:

- der Epiglottis (Kehldeckel)
- dem Cartilago arytaenoidea (2 Stellknorpel)
- dem Cartilago thyroidea (Schildknorpel)
- und dem Cartilago cricoidea (Ringknorpel)

(vgl. Feneis, 1988, S. 139f.)

Äußere Kehlkopfmuskeln:

Der **M. constrictor pharyngis inferior** kommt von den Seitenflächen des Schildknorpels und Ringknorpels und zieht zum Pharynx. Er zieht den Kehlkopf nach hinten. *Innervation:* N. vagus (vgl. Feneis, 1988, S. 118)

Der **M. stylopharyngeus** kommt vom Griffelfortsatz des Schädels und zieht zum Oberrand des Schildknorpels, dem Kehldeckel. Dieser Muskel zieht den Kehlkopf nach oben. *Innervation*: Ramus pharyngeus des 9. Gehirnnerven (N. glossopharyngeus) (vgl. Feneis, 1988, S. 118)

Der **M. sternothyroideus** kommt vom Brustbein und zieht zur Außenfläche des Schildknorpels. Er zieht den Kehlkopf nach unten, dadurch erfolgt eine passive Entspannung der Stimmlippen, *die Tonhöhe wird gesenkt. Innervation*: Ansa cervicalis profunda (C1-C3) (vgl. Feneis, 1988, S. 82)

Der **M. thyrohyoideus** kommt vom Schildknorpel und zieht zum Zungenbein. Je nach punctum fixum, punctum mobile wird das Zungenbein nach unten oder der Schildknorpel nach oben gezogen. *Innervation*: R. thyrohyoideus d. Plexus cervicalis (vgl. Feneis, 1988, S. 82)

Der **M. cricothyroideus** kommt vom Ringknorpel und zieht zum Schildknorpel. In seiner Funktion zieht er den Schildknorpel an den Ringknorpel und *spannt damit die Stimmlippen. Innervation:* N. laryngeus superior aus dem N. vagus (X) (vgl. Feneis, 1988, S. 142)

Innere Kehlkopfmuskeln:
Die inneren Kehlkopfmuskeln (vgl. Feneis, 1988, S. 142) werden in Stimmlippenspanner, Stimmritzenöffner und Stimmritzenschließer unterteilt: **Stimmlippenspanner:** Neben dem bereits erwähnten äußeren Muskel, dem M. cricothyroideus (Innervation: aus N. laryngeus superius des N. vagus [X] und dem M. vocalis [Eigenspannung der Stimmlippen, Innervation N. laryngeus inferior]) ist der M. thyroarytenoideus (Innervation: N. laryngeus inferior aus N. vagus [X]) zu nennen. Dieser Muskel zieht von der Innenfläche des Schildknorpels zum Processus vocalis des Aryknorpels. Er spannt die Stimmlippen und verengt die Stimmritze.
Stimmritzenöffner: Der M. cricoarytenoideus posterior (posticus) (Innervation: N. laryngeus inferior) zieht von der Hinterfläche des Ringknorpels zum Processus muscularis des Aryknorpels
Stimmritzenschließer: Der M. cricoarytenoideus lateralis (Innervation: N. laryngeus inferior) zieht vom seitlichen Ringknorpel zum Processus muscularis des Aryknorpels. Der M. arytenoideus transversus (Innervation: N. laryngeus inferior) zieht von einem Aryknorpel zum nächsten.

Funktion

„Im Verlauf der Phylogenese besaß der Kehlkopf zunächst nur eine Verschlußfunktion (Sphinkterfunktion), da sich unmittelbar über dem Kehlkopf Luft- und Speisewege kreuzen!" (Wirth, 1991, S. 4). Inzwischen kommt die Stimmgebungsfunktion dazu. Innere und äußere Kehlkopfmuskeln bringen den Kehlkopf in die richtige Ausgangsstellung zur Phonation. Die äußeren Kehlkopfmuskeln dienen der Hebung, Senkung und Fixation des Kehlkopfes. Ebenfalls werden durch die äußeren Kehlkopfmuskeln die Stimmlippen gespannt, was für die Tonhöhe wichtig ist.

Indikation

Verspannungen im Kehlkopfbereich, Stimm- oder Schluckstörungen

Ausgangsstellung

- **Patient**: Rückenlage oder Sitz
- **Therapeut**: Der Therapeut steht seitlich vom Patienten, die kraniale Hand fixiert die Stirn.

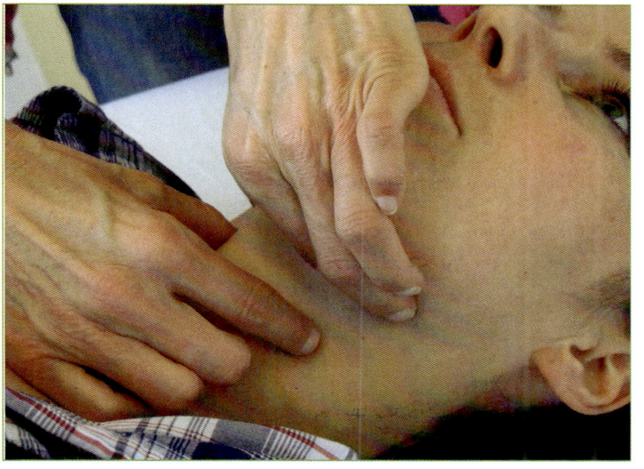

Abbildung 10: Mobilisierung des Schildknorpels

Untersuchung Die kraniale Hand fixiert das Zungenbein im Daumen-Zeigefingergriff. Die kaudale Hand umfasst mit Daumen-Zeigefingergriff den Schildknorpel. Der Therapeut palpiert zunächst den Schildknorpel und das ihn umgebende Gewebe und untersucht den Schildknorpel in lateraler, kranialer und kaudaler Bewegungsrichtung. Der Therapeut bringt den Schildknorpel zunächst langsam in die bessere Bewegungsrichtung, dann in die Richtung der Bewegungsbarriere und wartet, bis sich das Gewebe löst.

Effekt Entspannung und Lösung des Kehlkopfes durch Mobilisierung der einzelnen Knorpelstrukturen gegeneinander, damit erfolgt auch indirekt eine Lösung der äußeren Kehlkopfmuskeln: Vom M. sternothyroideus (der Muskel kann den Kehlkopf bei verbesserter Funktion besser nach unten ziehen, dadurch erfolgt eine verbesserte Tonhöhensenkung), vom M. thyrohyoideus (Verbesserung des Hinauf- und Hinabgleitens des Kehlkopfes zum Zungenbein) und vom M. cricothyroideus (Verbesserung der Stimmlippenspannung).

Kontraindikation Halsfaszienrisse, Gefäßveränderungen im Halsbereich, Schilddrüsenerkrankungen, Karzinome

2.2.1 Kehlkopfbehandlung (Variationsmöglichkeit: Dehnung des M. cricothyroideus)

Behandlung

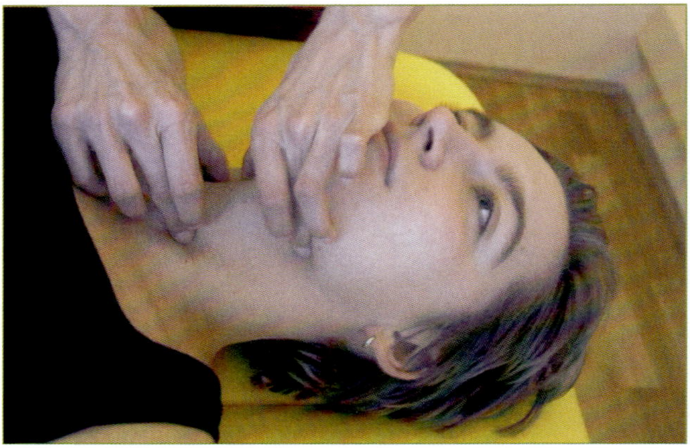

Abbildung 11: Mobilisierung des Schildknorpels (Variation) – unter Fixation des Zungenbeins und des Ringknorpels

Indikation
Stimm- oder Schluckstörungen durch Verspannungen im Kehlkopfbereich

Ausgangsstellung

- **Patient**: Rückenlage
- **Therapeut**: Der Therapeut steht seitlich vom Patienten.

Untersuchung
Zunächst erfolgt der Test, in welche Richtung sich der Schildknorpel leichter schieben lässt. Der Mittelfinger der kranialen Hand fixiert das Zungenbein, der Mittelfinger der kaudalen Hand den Ringknorpel. Beide Daumen verschieben den Schildknorpel in lateraler Richtung. Dann wird der Schildknorpel in die schwerere Richtung mobilisiert.

Effekt
Entspannung und Lösung im Kehlkopfbereich

Kontraindikation
Halsfaszienrisse, Gefäßveränderungen im Halsbereich, Karzinome, Schilddrüsenerkrankungen, Kehlkopfverletzungen, z.B. Intubationsschäden, Larynxfrakturen und Aryknorpelüberkreuzungsproblematiken

2.2.2 Dehnstellung für die infrahyoidale Muskulatur

Behandlung

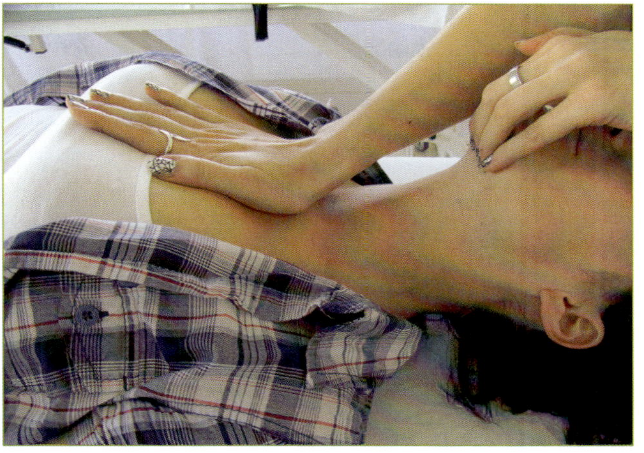

Abbildung 12: Dehnstellung für die infrahyoidale Muskulatur

Indikation
Noch vorhandene Restriktionen nach der parietalen Zungenbein-Kehlkopfmobilisation

Ausgangsstellung

- **Patient**: Rückenlage
- **Therapeut**: Der Therapeut sitzt am Kopfende. Eine Hand fixiert das Zungenbein nach kranial, die andere Hand liegt auf dem kranialen Brustbeinansatz des M. sternohyoideus und M. sternothyroideus.

Untersuchung & Ausführung
Mit der Exspiration dehnt der Therapeut den M. sternothyroideus und M. sternohyoideus in die Verlängerung.

Effekt
Gute Mobilität der benannten Muskeln, verbesserte Stimmlage und verbesserte Schluckfunktion

Kontraindikation
Zervikale Faszienrisse, akute Schilddrüsenentzündungen, frische Gewebsverletzungen, frische Bestrahlungsschäden

2.2.3 Dehnstellung für die vordere Halsmuskulatur

Behandlung

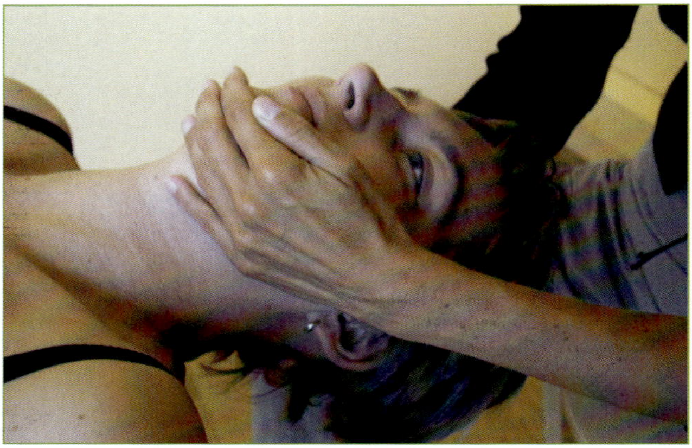

Abbildung 13: Dehnung der ventralen Halsmuskulatur

Untersuchung

Gehört zur Funktionsuntersuchung der Halswirbelsäule: Die Extension der Halswirbelsäule wird getestet und palpatorisch die Spannung der ventralen Muskulatur überprüft.

Indikation

Durch eine hypertone ventrale Halsmuskulatur bedingte Einschränkungen der Halswirbelsäule in die Extension, dadurch Veränderung der Stimmlage

Ausgangsstellung

▶ Patient

Rückenlage, die Schultern befinden sich am Kopfende des Behandlungstisches, der Kopf hängt über

▶ Therapeut

Der Therapeut sitzt am Kopfende. Die rechte Hand stützt den Hinterkopf des Patienten und die linke Hand liegt unter dem Kinn des Patienten, der Ringfinger kann das Zungenbein fixieren (die linke Hand hält den Mund geschlossen).

Untersuchung & Ausführung

Die rechte Hand gibt leichten Zug auf die Halswirbelsäule, bis der Patient ein leichtes Dehngefühl im vorderen Bereich des Halses spürt. Der Patient spannt während der Einatmung das Kinn in Richtung zum Brustbein und den Unterkiefer wie zur Mundöffnung in die linke Therapeutenhand an. Während der Ausatmungs- und

Entspannungsphase zieht der Therapeut den Kopf des Patienten weiter in die Überstreckung.

Effekt

Dehnung der vorderen Halsmuskeln, verbesserte Extensionsmöglichkeit der Halswirbelsäule, Stimmlagenveränderung

Kontraindikation

Durchblutungsstörung der A. vertebralis und der A. carotis, Facettgelenkblockierungen der Halswirbelsäule, Bandscheibenschäden und Frakturen der Halswirbelsäule (HWS), Brustwirbelsäule (BWS), Verplattung der HWS, akutes Schleudertrauma, HWS-/BWS-Querschnittpatienten, Instabilität der Wirbelsäule (WS)

2.3 Atemhilfsmuskulatur

2.3.1 Musculus sternocleidomastoideus (Kopfwender)

Anatomie

Er verläuft vom oberen Teil des Brustbeins und vom Schlüsselbein und zieht zum Hinterhauptfortsatz. Dieser Muskel ist als deutlicher schräg verlaufender Muskelstrang in der vorderen äußeren Halsregion gut zu sehen.

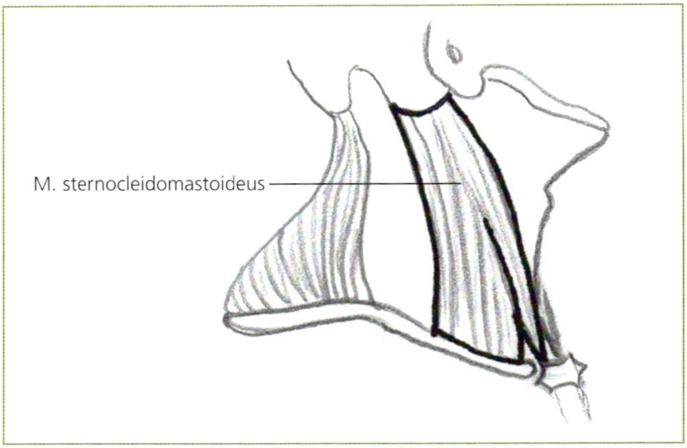

Abbildung 14:
M. sternocleidomastoideus (vgl. Feneis, 1988, S. 81)

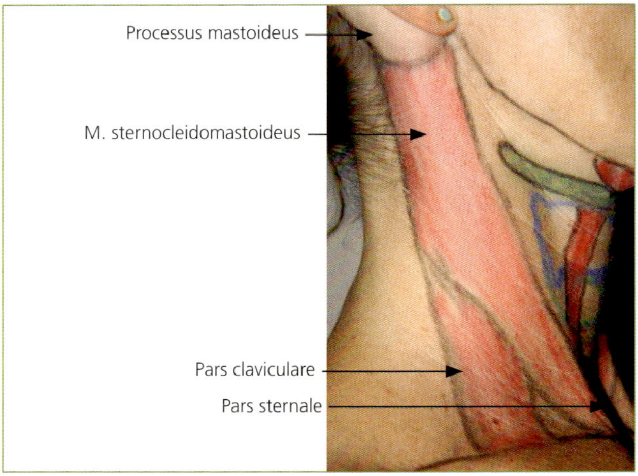

Abbildung 15:
M. sternocleidomastoideus

Funktion

& Behandlung

Bei einseitigem Anspannen neigt der M. sternocleidomastoideus den Kopf auf die Seite, von der der Muskel entspringt, und dreht ihn zur anderen Seite. Spannen beide Muskeln, sprich der rechte und der linke Sternocleidomastoideus zur gleichen Zeit an, neigt sich der Kopf nach hinten. Ist das Hinterhaupt punctum fixum, so zieht der Muskel das Schlüsselbein und das Brustbein kopfwärts und ermöglicht damit eine forcierte Einatmung, deshalb fällt er unter die Atemhilfsmuskeln und trägt zur Hochatmung bei.

Innervation

N. accessorius (XI) (Gehirnnerv), Plexus cervicalis (Halsnerven)

2.3.1.1 Behandlung des M. sternocleidomastoideus

Untersuchung & Behandlung

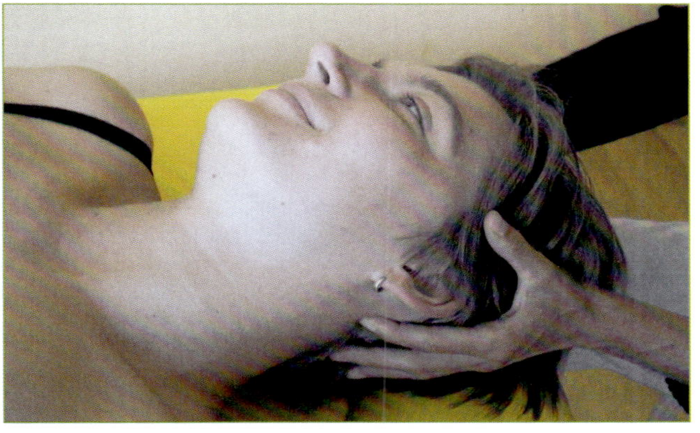

Abbildung 16: Mobilisation der Sutura occipito mastoidea mit einem Finger (vgl. van Caille, 1995)

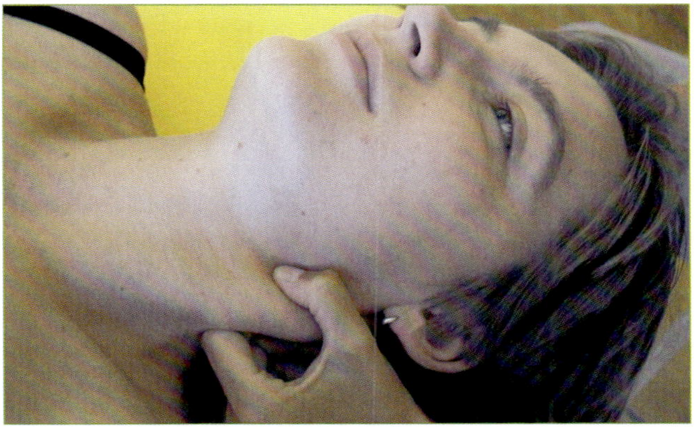

Abbildung 17: Untersuchung und Behandlung M. sternocleidomastoideus

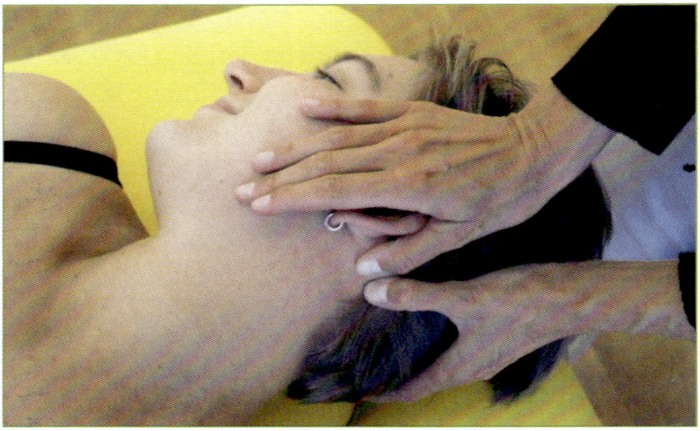

Abbildung 18: Mobilisation der Sutura occipito mastoidea mit zwei Fingern – um den Ansatzpunkt des M. sternocleidomastoideus am Ansatz zu entspannen (vgl. van Caille, 1995)

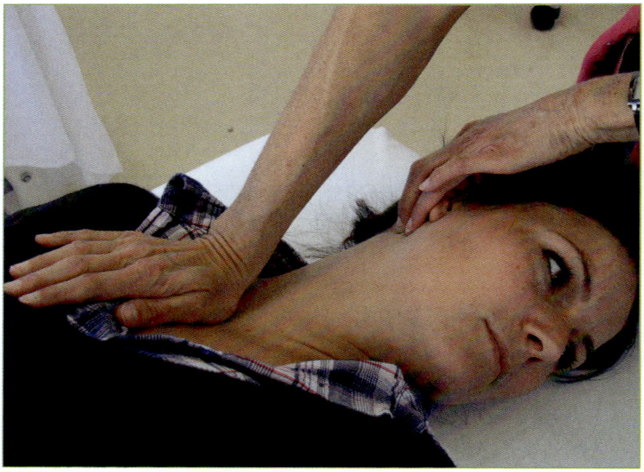

Abbildung 19: Kranial-kaudale Mobilisation der knöchernen Muskelansätze des M. sternocleidomastoideus: Mastoid und Clavicula unter Exspiration

Untersuchung

Bereits im *Sichtbefund* wird häufig deutlich, dass einer der beiden Mm. sternocleidomastoidei (zumeist unter Beteiligung von anderen Muskeln) den Kopf zu einer Seite geneigt und zur anderen gedreht hat. Der Patient hält den Kopf in dieser Fehlhaltung und ist auch nach Aufforderung nicht in der Lage, den Kopf symmetrisch zu halten. Darüber hinaus können endgradige *Funktionseinschränkungen* in der Rotation und Lateralflexion vorliegen. Ist der rechte M. sternocleidomastoideus hyperton, so kann der Patient seinen Kopf meist nicht mehr so gut in seine Dehnstellung bringen, d.h. nach links neigen und nach rechts drehen (siehe unter Funktion des M. sternocleidomastoideus). Im *Anamnesegespräch* gibt der Patient häufig auch Schmerzen an: Der vordere Ast, d.h. der „M. sternomastoideus", der vom Brustbein zum Hinterhaupt zieht, besitzt Triggerpunkte, die ins Hinterhaupt, ins Schädeldach, ins laterale Zungenbein, ins Kinn und in den Bereich der äußeren Stirn und der Schläfe ziehen und Kopfschmerzen bereiten können. Der hintere Ast, d.h. der „cleidomastoideus", der vom Schlüsselbein zum Hinterhaupt zieht, strahlt ins Ohr und in die vordere Stirn aus. Einige Tinnituspatienten reagieren positiv auf die Behandlung dieses Muskelanteils. Bei Schleudertraumapatienten wird dieser Muskel durch das Trauma massiv überdehnt. Zu seinem eigenen Schutz spannt er reflektorisch an und sollte auf jeden Fall mitbehandelt werden, auch wenn das Schleudertrauma längere Zeit zurückliegt.

Indikation

Hochatmungsstellung des Schlüssel- und Brustbeins mit Einfluss auf die laryngealen nächst angrenzenden Strukturen, Bewegungsverluste im Larynx, Schmerzen im Kopf- und Ohrbereich, Verspannungen in der vorderen Halsregion mit Einfluss auf die Kehlregion und damit auf die Stimme

Ausgangsstellung

- **Patient** Rückenlage oder Sitz
- **Therapeut** Der Therapeut steht oder sitzt am Kopfende des Patienten.

Untersuchung & Ausführung

Der Therapeut ertastet zunächst den Muskel auf Spannung. Während der Therapie wird der Muskel zwischen Daumen und Zeigefinger in Längsrichtung geknetet (Abbildung 16). Es wirkt sich positiv auf den gesamten Tonus dieses Muskels aus, wenn der Therapeut zu Beginn die Sutura occipito mastoidea mobilisiert, indem er den Hinterrand des mastoids nach ventral lateral drückt (Abbildung 17) bzw. die Naht mit den Fingern spreizt (Abbildung 18). Nach vollzogener Mobilisation des Mastoideus und der Massage des M. sternocleidomastoideus kann der Therapeut noch die knöchernen Ansätze des M. sternocleidomastoideus über eine kranial-kaudale Bewegungsrichtung unter Exspiration mobilisieren (siehe Abbildung 19) oder/und den eigentlichen Muskel dehnen. Zur Dehnung des rechten M. sternocleidomastoideus wird der Therapeut die Halswirbelsäule in die Lateralflexion nach links und in die Rotation nach rechts einstellen und das Schlüsselbein unter Ausatmung nach kaudal-lateral bewegen.

Effekt

Verbesserte Beweglichkeit der Halswirbelsäule, der ventralen Pleurakuppe der Lunge und der vorderen/seitlichen Halsregion und damit indirekt des Larynx

Kontraindikation

Karzinom in dieser Region, akute Entzündungen, Schädelfrakturen, akute Schlüsselbein- oder Brustbeinfrakturen, Gefäßveränderungen

2.3.1.2 Musculi scaleni/Pleurakuppel

Anatomie

Die Scalenusgruppe liegt im seitlichen Halsbereich hinter dem M. sternocleidomastoideus. Sie entspringt an den Querfortsätzen der Halswirbelsäule und zieht unter dem Schlüsselbein hindurch zur ersten und zweiten Rippe.

1. M. scalenus anterior: Ursprung: Querfortsätze 3.-6. Halswirbel – Ansatz: 1. Rippe
2. M. scalenus medius: Ursprung: Querfortsätze 1.-7. Halswirbel – Ansatz: 1. Rippe
3. M. scalenus posterior: Ursprung: Querfortsätze 5.-7. Halswirbel – Ansatz: 2. Rippe

„Die Pleurakuppel ragt um ein paar Zentimeter über die obere Thoraxappertur hinaus, die von der 1. Rippe und dem Wirbelgelenk C7/TH1 gebildet wird" (Barral & Mercier, 2005, S. 43).
„Wie wir gesehen haben, besteht das Aufhängeband der Pleurakuppel überwiegend aus Sehnenfasern, doch es finden sich auch ein kleiner Teil von Muskelfasern des M. scalenus anterior bzw. gelegentlich Ausläufer der Mm. scaleni medius und posterior. Diese Fasern bilden ein Netz, das die jeweilige Thoraxhälfte im oberen Teil überspannt, und setzen tangenzial an der Fascia endothoracica der Pleurakuppeln an" (Barral & Mercier, 2005, S. 56).

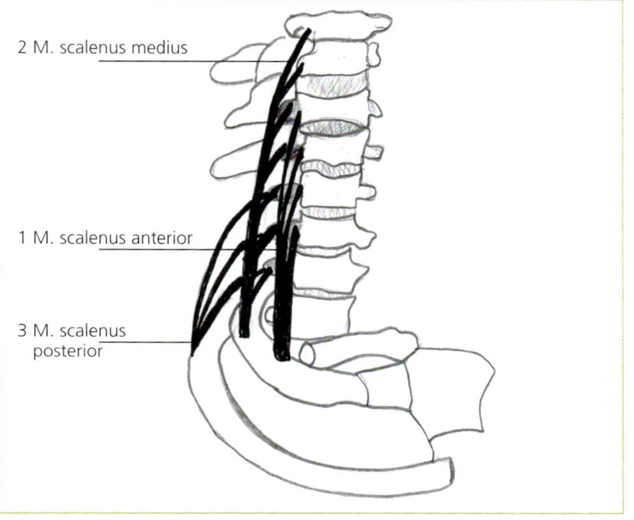

Abbildung 20:
Mm. scaleni
(vgl. Feneis, 1988, S. 83)

Funktion

Sie können die Halswirbelsäule zur gleichen Seite neigen und die 1. bzw. 2. Rippe im Sinne einer Inspirationsbewegung heben. Der rechte M. scalenus posterior beteiligt sich zusätzlich zur Seitwärtsneigung nach rechts noch an der Rotation nach rechts. Der M. scalenus anterior neigt nach rechts und rotiert die Halswirbelsäule nach links.

Innervation

Plexus cervicalis

Behandlung

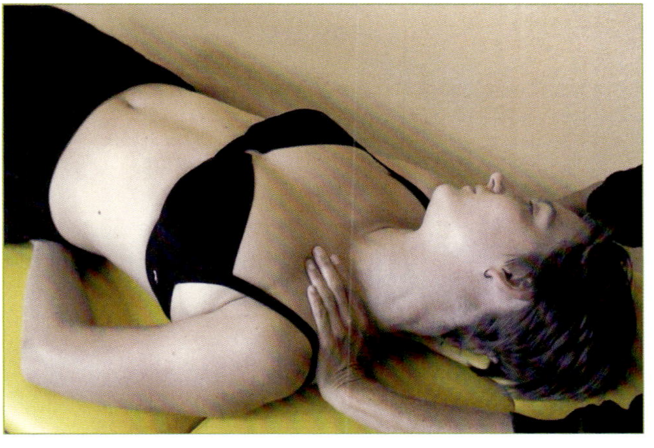

Abbildung 21:
Dehnung des M. scalenus posterior der linken Seite

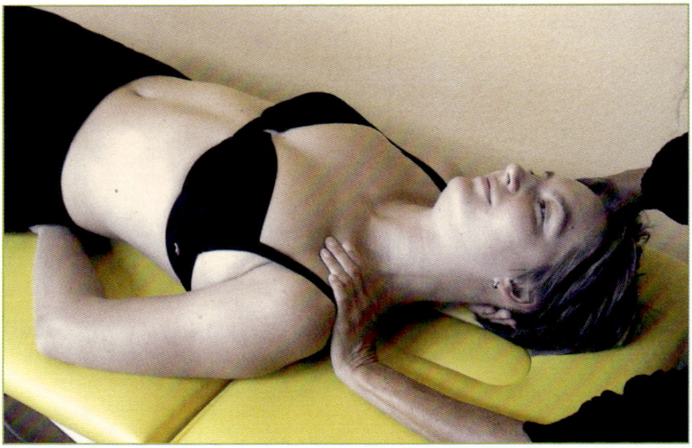

Abbildung 22:
Dehnung des M. scalenus medius der linken Seite

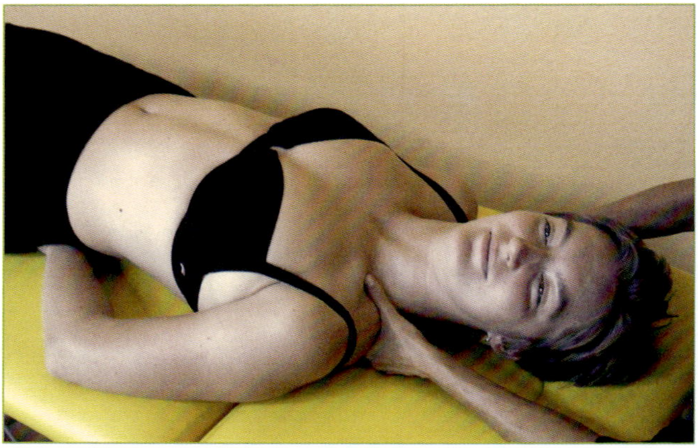

Abbildung 23:
Dehnung des M. scalenus anterior der linken Seite

Untersuchung

Im *Sichtbefund* kann deutlich werden, dass die Halswirbelsäule zu der hypertonen Seite der gleichseitigen Mm. scaleni geneigt ist. Im *Funktionsbefund* ist bei einer Hypertonie des rechten M. scalenus posterior die Dehnstellung in die Seitwärtsneigung nach links und die Rotation nach links eingeschränkt. Der rechte M. scalenus medius ist in die Seitwärtsneigung nach links ohne Rotation eingeschränkt. Der rechte M. scalenus anterior ist eingeschränkt in die Seitwärtsneigung nach links und Rotation nach rechts. Der *Palpationsbefund* weist lokale Hypertonien im Bereich der Halswirbelsäule und am Ansatz der ersten Rippe nach.

Indikation Verspannungen im seitlichen Halsbereich, Bewegungseinschränkungen der Halswirbelsäule, Hochatmung, Stimmstörungen

Ausgangsstellung

- **Patient** Rückenlage
- **Therapeut** Der Therapeut befindet sich am Kopfende des Patienten.

Ausführung Vor der Dehnung palpiert der Therapeut die Mm. scaleni auf Hypertonien am Ursprung und Ansatz und löst diese durch Druckpunkttherapie, während er den Ursprung und Ansatz annähert. Zur Dehnung der linken Mm. scaleni fixiert der Therapeut mit seiner linken Hand die Rippen eins und zwei nach kaudal. Mit der rechten Hand umfasst er die Schädelbasis. Der linke M. scalenus posterior wird durch Seitwärtsneigung der Halswirbelsäule nach rechts und Rotation nach rechts gedehnt. Der M. scalenus medius wird durch Seitwärtsneigung nach rechts und der M. scalenus anterior durch Seitwärtsneigung nach rechts und Rotation nach links gedehnt.

Effekt Entspannung der Muskulatur, verbesserte Beweglichkeit der Halswirbelsäule in seitlicher Bewegungsrichtung und Rotation, verbesserte Bewegungsfähigkeit der ersten und zweiten Rippe in die Exspirationsstellung, Mobilisierung der Pleurakuppeln

Kontraindikation Entzündungen, Halswirbelsäulenläsionen, Rippenfrakturen im Bereich der ersten und zweiten Rippe

2.4 Atlantookzipitalgelenk

Anatomie

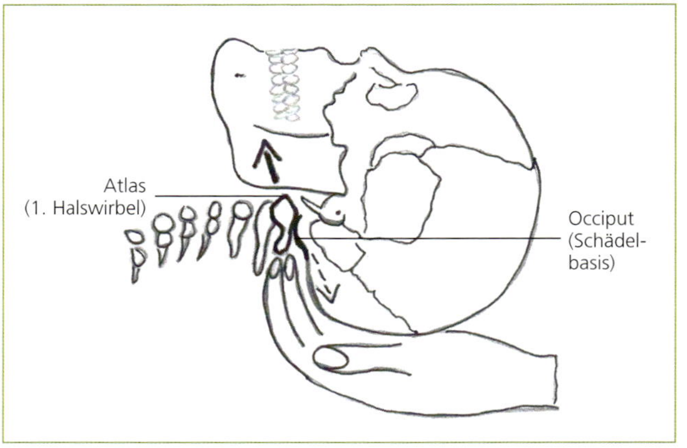

Abbildung 24: Mobilisierung des Atlantookzipitalgelenkes, anatomische Abbildung (vgl. Feneis, 1988, S. 5)

Behandlung

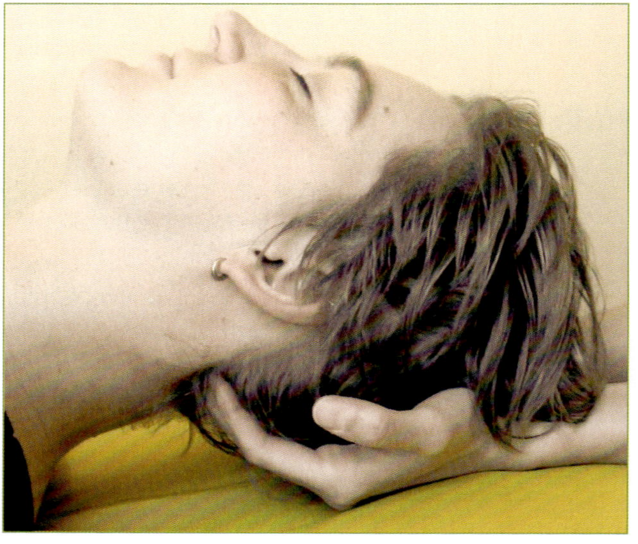

Abbildung 25: Mobilisierung des Atlantookzipitalgelenkes

Untersuchung

Der Palpationsbefund gibt Auskunft über das Ausmaß der Verspannung.

Indikation

Bei Bewegungseinschränkung des Atlantookzipitalgelenkes, welches starke Verspannungen und damit Schmerzen im Halswirbelsäulen- und Kopfbereich verursacht, mit Einfluss auf die darunter liegende Halswirbelsäulenregion, die wiederum die infrahyoidale Muskulatur und das Zwerchfell versorgt; Zungenbeintendopathien, die ihre Ursache in der Blockierung der Kopfgelenke haben können (siehe S. 52, „Fehlfunktionen")

Ausgangsstellung

- **Patient** Rückenlage, eventuell Knie unterlagert
- **Therapeut** Der Therapeut sitzt am Kopfende.

Ausführung Beide Hände liegen mit den Fingerkuppen des 2. bis 4. Fingers an dem Unterrand des Hinterhaupts auf. Das Hinterhaupt liegt zunächst in den Handflächen. Die Finger sind rechtwinklig nach ventral gerichtet. Die Finger üben keinen zusätzlichen Druck aus. Durch das Eigengewicht des Schädels sinkt dieser langsam nach unten und die Nackenmuskeln entspannen sich. Je mehr die Nackenmuskulatur sich entspannt, desto leichter kann der Therapeut den hinteren Bogen des Atlas (1. Halswirbel) tasten. Zum Ende der Behandlung liegt der Kopf nur noch auf den Fingerkuppen des Therapeuten auf. Jetzt kann der Therapeut versuchen, den Atlas auf seine Rotationsfähigkeit zu überprüfen, indem er die Finger der einen Hand steiler aufstellt und den Druck der anderen Hand nachlässt, dadurch rotiert der Atlas. Dann wechselt er die Richtung. Zur Therapie wird mit der Bewegungsrichtung in die leichtere Richtung begonnen und dann mit der eingeschränkten fortgefahren (vgl. van Caille, 1995).

Effekt Verminderung von Verspannungen im Nacken- und Hinterkopfbereich, verbesserte Beweglichkeit der oberen Halswirbelsäule, indirekt: verbesserte Innervation der infrahyoidalen Muskulatur und des Zwerchfells, verbesserter venöser Abfluss

Kontraindikation Bei Gefahr der intrakranialen Blutung, z.B. nach Apoplex, Schädelbasisfraktur, Instabilität der Bänder des Atlantookzipitalgelenkes, Schleudertrauma oder Genickbruch (Densfraktur des 2. Halswirbels)

2.5 M. trapezius (Kappenmuskel)

2.5.1 Trapeziusbehandlung

Anatomie

Der Trapezius liegt oberflächlich im Bereich des Nackens und des oberen Rückens. Er entspringt am Hinterhaupt, an der protuberantia occipitalis externa und den Dornfortsätzen vom 1. bis 11. (12.) Brustwirbel. Seine Ansatzstellen sind das äußere Drittel des Schlüsselbeins, das Schulterblattdach sowie die Schulterblattgräte.

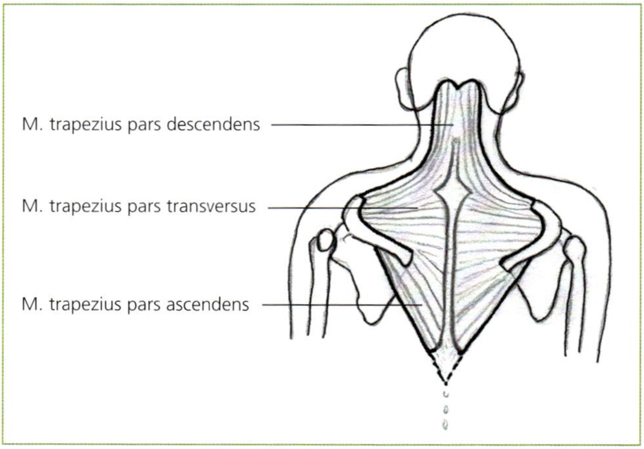

Abbildung 26: M. trapezius (vgl. Feneis, 1988, S. 75)

Funktion

Der absteigende Anteil des M. trapezius (pars descendens), der am Kopf entspringt, zieht die Schulter nach oben, spannen beide an, ziehen sie den Kopf nach hinten; der quer verlaufende Anteil (pars transversus), der zwischen den Schulterblättern verläuft, zieht die Schulter nach hinten und der aufsteigende Anteil (pars ascendens) zieht die Schulter nach hinten unten.

Innervation

N. accessorius und Plexus cervicalis

Behandlung

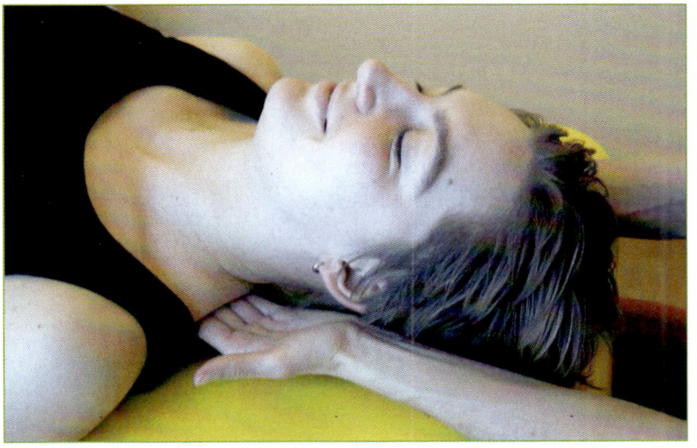

Abbildung 27:
Ausstreichen des M. trapezius pars descendens

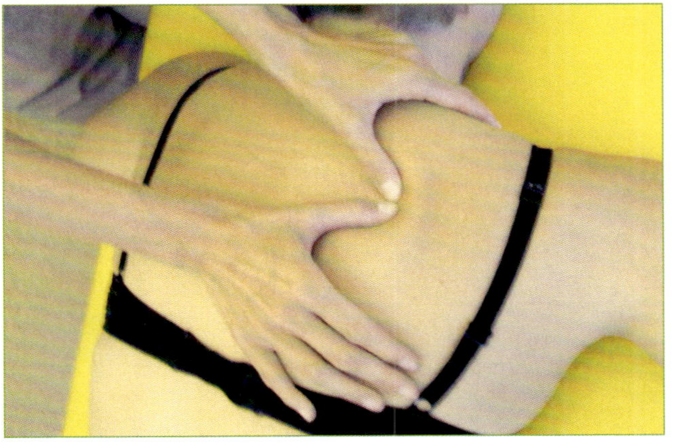

Abbildung 28:
Ausstreichen des M. trapezius pars transversus

Untersuchung

des Pars descendens (absteigender Anteil) des Trapezius: Im *Sichtbefund* wird häufig deutlich, dass eine Schulter weiter nach oben gezogen ist, was auf einen Hypertonus dieser Seite hinweisen kann. Dies wird durch die *Palpation* nachgewiesen. Viele Patienten geben im *Anamnesegespräch* Schmerzen und Verspannungen im Schulter-Nackenbereich an oder klagen über Asymmetrien, die ihnen selbst schon im Spiegel, beim Schneider oder auf Fotos aufgefallen sind. Im *Funktionsbefund* zeigt sich, dass die Kopfneigung nach vorne durch den Hypertonus des M. trapezius pars descendens schmerzhaft eingeschränkt sein kann.

Indikation — Verspannungen und Schmerzen im hinteren Bereich der Halswirbelsäule und Ausstrahlungen in die Schultern, schlechte Innervation und Mobilität der äußeren Kehlkopfmuskeln und des Zwerchfells

Ausgangsstellung

▶ **Patient** — Rückenlage, Kopfhaltung in Neutralstellung für den M. trapezius pars descendens (absteigender Anteil), Bauchlage für den M. trapezius pars transversus (quer verlaufender Anteil)

▶ **Therapeut** — Der Therapeut sitzt zur Behandlung des M. trapezius pars descendens am Kopfende. Zur Behandlung des M. trapezius pars transversus steht der Therapeut auf der gegenüberliegenden Seite.

Ausführung — Der Therapeut palpiert zunächst den M. trapezius auf seine Spannung und etwaige Verhärtungen. Zur Behandlung streicht er den absteigenden Trapezius entweder von unten nach oben oder umgekehrt aus (Abbildung 27) und behandelt mit einer Druckpunktmassage unter Annäherung des Muskelursprunges und Muskelansatzes. Für den M. trapezius pars transversus streicht der Therapeut von den Querfortsätzen der Wirbelsäule in Richtung zu den Schulterblättern aus (Abbildung 28). Den aufsteigenden Trapezius streicht der Therapeut von der Schulterblattspitze in Richtung Th 10-12 aus oder quer zum Faserverlauf. Durch Druckpunkttherapie mit Annäherung im zervikalen und thorakalen Bereich kann der Therapeut den M. trapezius noch in der Tiefe und zusätzlich entlang des Schulterblattansatzes und der Dornfortsätze lösen.

Effekt — Entspannung der dorsalen Wirbelsäule und des zervikokranialen und zervikothorakalen Überganges, Innervationsverbesserung der äußeren Kehlkopfmuskeln und des Zwerchfells

Kontraindikation — Akutes Schleudertrauma, akute Wirbelsäulen-/Rippen-/Akromion-/Schulterblatt-/Schlüsselbeinerkrankungen und -frakturen, Nervenentzündungen, akuter zervikaler oder thorakaler Bandscheibenprolaps

2.5.2 Trapeziusdehnstellung zervikaler Anteil

Behandlung

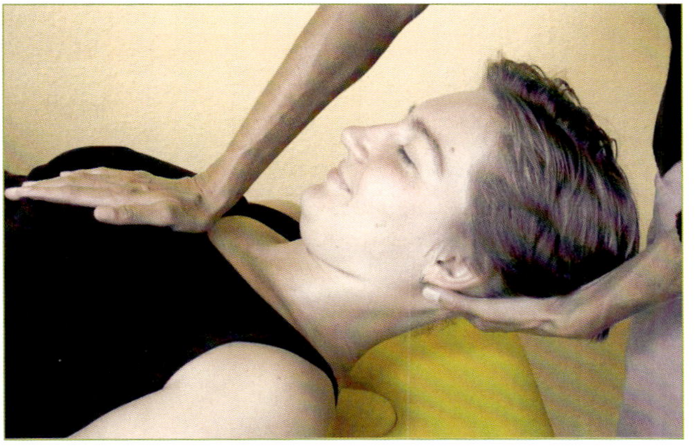

Abbildung 29: Dehnung des M. trapezius pars descendens

Indikation

Verspannungen und Schmerzen im hinteren Bereich der Halswirbelsäule und Ausstrahlungen in die Schultern, Bewegungseinschränkung der Halswirbelsäule in die Beugung, schlechte Innervation der äußeren Kehlkopf-/ Zungenbeinmuskeln und des Zwerchfells

Ausgangsstellung

- **Patient** Rückenlage
- **Therapeut** Der Therapeut steht am Kopfende.

Ausführung

Dehnungsstellung für den absteigenden zervikalen Trapeziusanteil: Der Therapeut umfasst mit einer Hand den Hinterkopf des Patienten, die andere Hand fixiert das Brustbein, der Patient drückt den Hinterkopf ca. 10 Sekunden in die Hand des Therapeuten, während der Entspannungsphase zieht der Therapeut den Kopf weiter nach vorne in die Beugung.

Effekt

Verbesserte Durchblutung und Mobilität der Halswirbelsäule mit Einfluss auf die Nerven, die den Kehlkopf und das Zwerchfell versorgen

Kontraindikation

Halswirbelsäulenläsionen, besondere Vorsicht bei zervikalen Bandscheibenvorfällen

3 Orofazialer/kranialer Bereich

3.1 Theoretische Grundlagen der Rhinolalie

Da im nachstehenden Kapitel die Behandlung des Gesichtsschädels mit Einfluss auf die Stirn- und Nasennebenhöhlen als therapeutische Anwendung bei Näseln beschrieben und anschließend die Behandlung des harten Gaumens, des Gaumensegels, des Oberkiefers und des Kiefergelenkes vorgestellt wird, folgt zuerst ein kurzer Einblick in die theoretischen Grundlagen der Rhinolalie.

Die Rhinolalie wird als gestörter Stimmklang durch fehlerhafte Nasenresonanz beschrieben und definiert.

Es wird die Rhinolalia aperta (das offene Näseln) von der Rhinolalia clausa (geschlossenes Näseln) unterschieden.

Ursachen der Rhinolalia aperta	Ursachen der Rhinolalia clausa
beidseitige periphere Gaumensegelparese	Adenoide
Myasthenie	Septumdeviation
zentralnervöse Gaumensegelparese	chronische Rhinitis/Rhinopathie
Tumorresektion des Gaumens	Nasen-Rachen-Tumore
mechanische Ursachen (Gaumenspalten)	

Bei offenem Näseln tritt bei Orallauten Luft aus der Nase.
Bei geschlossenem Näseln herrscht zu geringer Luftaustritt bei Nasallauten vor.

Diagnostiziert wird Näseln durch

- I.-A.-Probe: Bei geschlossenem Näseln besteht kein Klangunterschied zwischen Phonation mit offener und geschlossener Nase,
- Nasopharyngoskopie und Velotraktion und/oder
- Spiegelprobe mit Czermak-Platte.

Die Therapien von Rhinolalien werden nachstehend benannt.

Die Therapie bei offenem Näseln bedingt durch Gaumenspalten erfolgt durch operativen Verschluss.

Bei Verletzung oder Resektion von Tumoren wird eine Gaumenrekonstruktion operativ durchgeführt.

Bei geschlossenem Näseln erfolgt eine Hals-Nasen-Ohren (HNO)-chirurgische Therapie.

Nach der Operation, aber auch schon im Vorfeld der Operation kann die MST Erfolg versprechend sein, um durch verbesserte Mobilität/Durchblutung eine schnellere Heilung vorzubereiten.

Für die Behandlung bei geschlossenem Näseln durch chronische Rhinitis/ Rhinopathie kann die MST eine große Erleichterung bis hin zum Abklingen der Chronizität bedeuten.

3.2 Kopffaszie

Anatomie

Die Kopffaszie bettet alle Muskeln rund um den Kopf in eine Hülle aus Bindegewebe ein und geht am Hals in die Halsfaszie über.

Funktion

Die Faszie bildet eine Führungsröhre, sodass auch ein erschlaffter Muskel in der richtigen Lage bleibt.

Behandlung

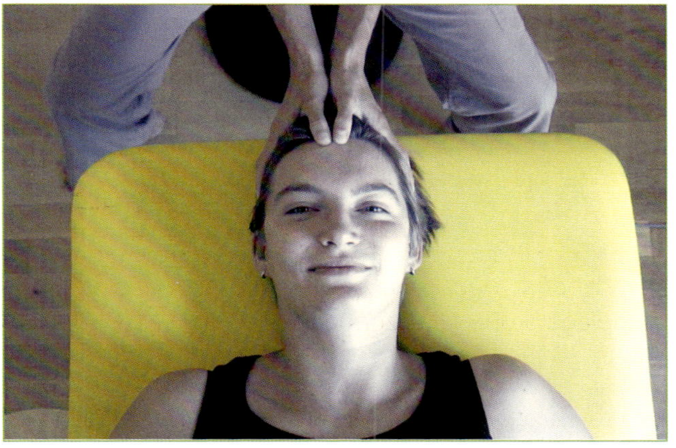

Abbildung 30: Therapie Kopffaszie

Untersuchung Einschränkungen im Bereich der Kopffaszie sind palpatorisch nachzuweisen. Die Faszie kann an einigen Stellen schlecht oder gar nicht verschiebbar sein.

Indikation Mobilitätsverlust der Kopffaszie, damit gegebenenfalls einhergehend ein kranial parietaler Bewegungsverlust, eingeschränkte Kieferöffnung, ungleichmäßiger Kaumuskeleinsatz, Schmerzen im Kopfbereich, Ausstrahlungen in die Ohren, Kopffehlhaltung mit Auswirkung auf die Halsfaszie

Ausgangsstellung

- **Patient** Rückenlage
- **Therapeut** Am Kopfende oder seitlich vom Patienten sitzend oder stehend, die Daumen liegen nebeneinander, die restlichen Finger liegen sanft auf

Ausführung Die Finger bewegen sich gegeneinander und mobilisieren das Gewebe oder es erfolgt eine Druckpunktbehandlung auf den Faszien in Annäherung.

Effekt Verbesserung der Durchblutung im gesamten Kopfbereich, verbesserte Mobilität der Muskeln in ihren Faszien. Nach der Behandlung ist eine verbesserte Mundöffnung zu beobachten.

Kontraindikation Frische Verletzungen im Gesichts- oder Schädelbereich, Faszienrisse, akute neurologische Erkrankungen

3.3 Manualtherapeutisches Behandlungsprogramm des Gesichtsschädels

3.3.1 Mobilisierung der Sutura frontonasalis

Anatomie

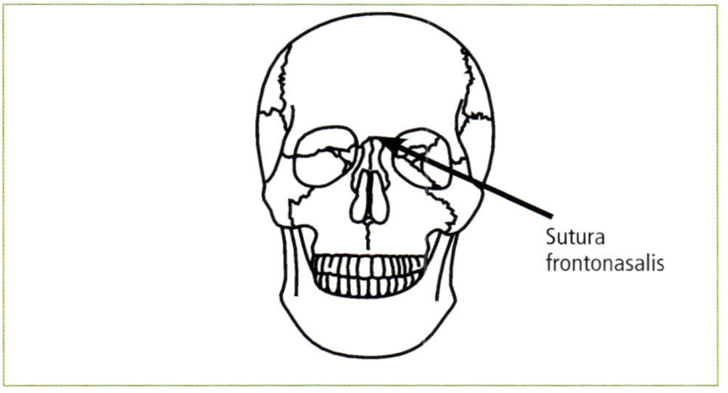

Abbildung 31: Sutura frontonasalis (vgl. Feneis, 1988, S. 54)

Die Sutura frontonasalis verbindet Os nasale und Os frontale. Kranial/dorsal von ihr befindet sich der Raum der Stirnhöhlen und kaudal/dorsal der Raum der Nasennebenhöhlen.

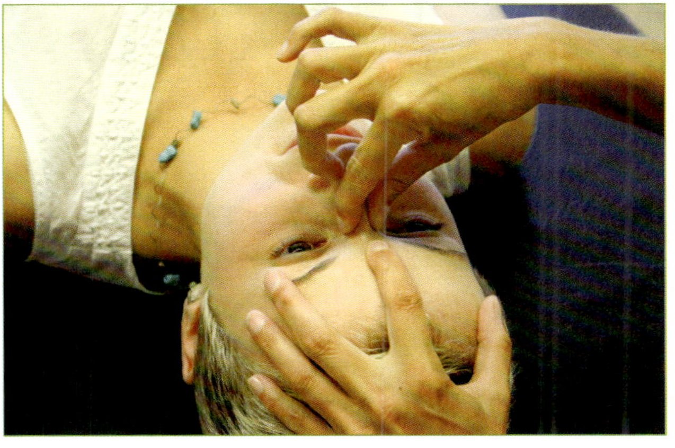

Abbildung 32: Behandlung der Sutura frontonasalis

Fehlfunktion	Bei Immobilität der Sutur werden das Gewebe und die Räume in diesem Bereich nicht gut durchblutet und durchlüftet und tendieren zu rezidivierenden Entzündungen. Der Stimmklang wird durch nicht mehr mobile Resonanzräume näselnd.
Untersuchung & Behandlung	Nach dem Hörbefund wird die Sutur auf Druckdolenz überprüft. Anschließend wird sie unter leichter Traktion seitlich verschoben. Zuerst wird in die leichtere Bewegungsrichtung und dann in die schwerere Bewegungsrichtung gearbeitet.
Indikation	Resonanzarmut im Stirnhöhlen- und Nasennebenhöhlenbereich, Kopfschmerzen in diesem Bereich, immer wiederkehrende Stirn- und Nasennebenhöhlenvereiterungen, näselnder Stimmklang
Ausgangsstellung	
▶ **Patient**	Rückenlage oder im Sitzen
▶ **Therapeut**	Der Therapeut steht oder sitzt seitlich vom Patienten, die kraniale Hand fixiert die Stirn, indem der Mittelfinger exakt oberhalb der Sutur zu liegen kommt und die anderen Finger die Stirn fixieren, die kaudale Hand greift mit Daumen und Zeigefinger exakt unter der Sutur auf die Nasenflanken.
Ausführung	Beide Hände geben einen leichten Zug voneinander weg. Die kaudale Hand verschiebt dann die Sutur in seitlicher Richtung.
Effekt	Verbesserte Durchblutung, Abtransport von Schleim, Heilung der Stirn- und Nasennebenhöhlen, verbesserter Stimmklang
Kontraindikation	Aktuelle Frakturen, karzinogene Prozesse in diesem Bereich

3.3.2 Mobilisierung des Oberkiefers

Anatomie

Harter Gaumen von unten (Os palatinum)

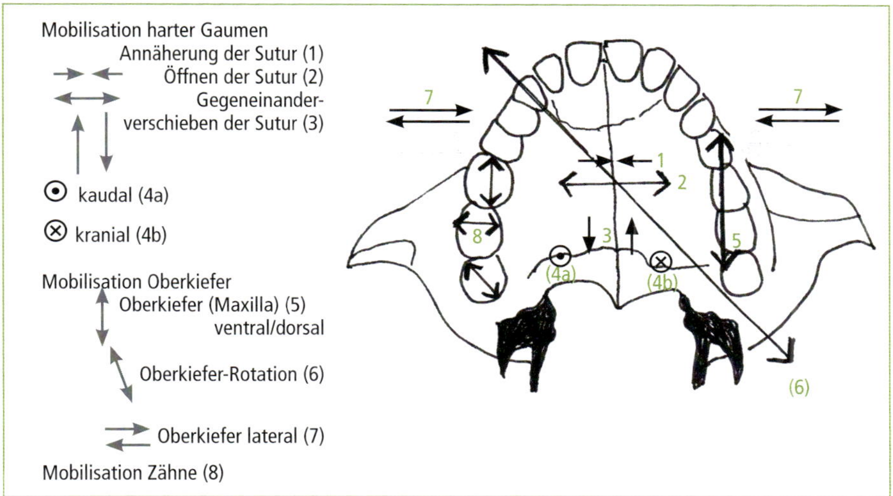

Abbildung 33:
Harter Gaumen von unten (Os palatinum) (vgl. Feneis, 1988, S. 25)

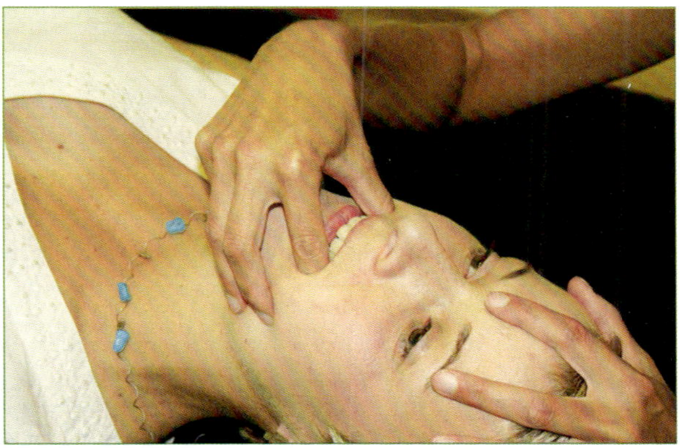

Abbildung 34:
Behandlung Maxilla in lateraler Richtung (7)

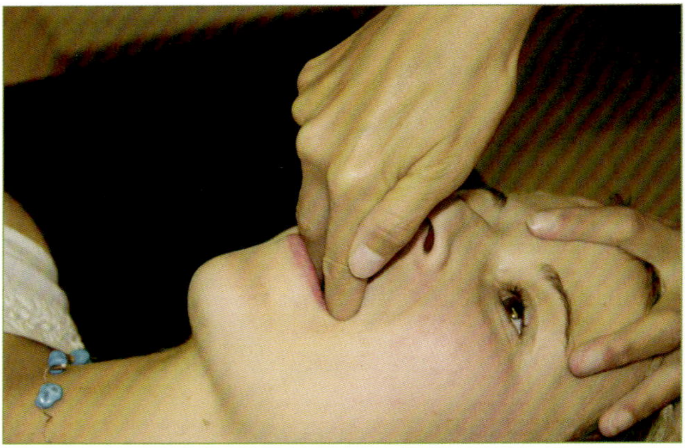

Abbildung 35: Behandlung Maxilla in ventro-dorsaler Richtung und in Rotation (5 + 6)

Fehlfunktion

Bei Bewegungsverlust im Bereich des Oberkiefers kann es zu Kongruenzstörungen im Kiefergelenk kommen. Die Kaumuskulatur, die am Oberkiefer ansetzt (Mm. pterygoidei medialis und lateralis), kann dyston werden und Schmerzen auslösen, die Kieferhöhlen werden gegebenenfalls schlechter durchblutet und sind häufiger entzündet. Das Gaumensegel bekommt eine andere Spannung und der Stimmklang kann weniger resonanzreich und gepresst erscheinen.

Untersuchung & Behandlung

Der Oberkiefer wird auf seine Bewegungsqualität in lateraler und ventro-dorsaler Bewegungsrichtung überprüft und zunächst in die leichtere, dann in die schwerere Richtung mobilisiert.

Indikation

Bewegungsverlust und daraus resultierende Störung der Okklusion, Störung der Artikulation, Schmerzen, häufige Entzündungen, veränderter Stimmklang durch verengtes Ansatzrohr nach verheilten Operationen bei Lippen-Kiefer-Gaumenspalten-Patienten

Ausgangsstellung

- **Patient** Rückenlage oder im Sitzen
- **Therapeut** Im Sitzen oder Stehen

Ausführung Die kraniale Hand fixiert die Stirn, die kaudale Hand greift von außen oder innen mit dem Daumen-/Zeigefingergriff auf das Zahnfleisch und verschiebt den Oberkiefer in seitlicher Richtung. Um den Oberkiefer nach ventral und dorsal zu schieben, greift der Therapeut mit dem Zeigefinger und Mittelfinger auf die Zahnkronen und gibt entsprechend Zug zuerst nach ventral der Backenzähne und anschließend Druck nach dorsal und später in die Rotation.

Effekt Verbesserte Bewegung und Durchblutung, verbesserte Okklusion, verbesserte Artikulation, Schmerzfreiheit, verbesserter Stimmklang durch Dehnung des Ansatzrohres, bei Lippen-Kiefer-Gaumenspalte (LKG) verändertes Körperschema und Motorik

Kontraindikation Aktuelle Frakturen, karzinogene Prozesse in diesem Bereich, akute Entzündungen z.B. von vereiterten Zähnen

3.3.3 Mobilisierung des harten Gaumens

Anatomie	Siehe Abbildung 33
Fehlfunktion	Hoher Gaumen = gotischer Gaumen Abgeflachter Gaumen, Immobilitäten im Gaumenbereich, LKG, Zungenfehllage
Untersuchung & Behandlung	Die Untersuchung besteht zunächst aus einem Sichtbefund und anschließend aus der Palpation der harten Gaumennaht.
Indikation	Veränderung der Statik des Gaumenbogens, Immobilität
Ausgangsstellung	
▶ **Patient**	Rückenlage
▶ **Therapeut**	Im Sitzen oder Stehen
Ausführung	Die Mittelfinger, bzw. bei Kindern die kleinen Finger, links und rechts von der Sutur anlegen, leichten Zug auf die Sutur geben und die Naht reziprok verschieben.
Variationsmöglichkeit	Der Therapeut fixiert mit den Daumen von außen die Maxilla und bleibt im Mund rechts und links von der Naht mit seinen Fingerkuppen des Mittelfingers liegen, sodass er beide harte Gaumenplatten komplett in seinen beiden Händen hält. Dann kann er den harten Gaumen weiten (Abb. 36) oder annähern (Abb. 37), reziprok nach kranial/kaudal oder reziprok nach ventral/dorsal mobilisieren.

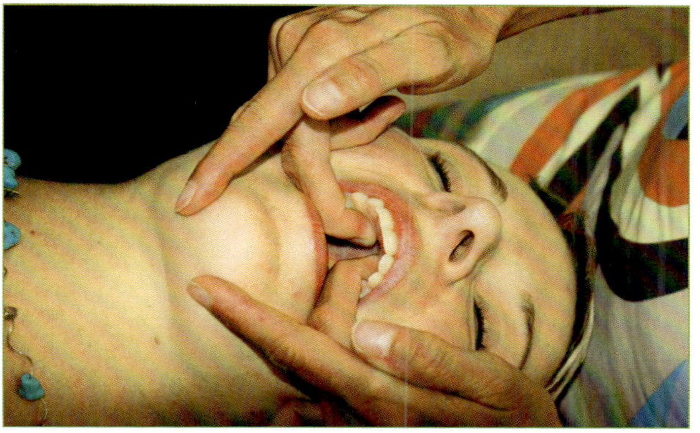

Abbildung 36:
Dehnung der Naht

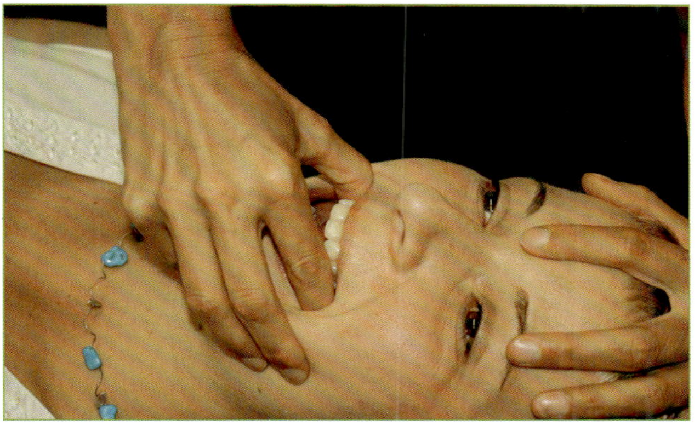

Abbildung 37:
Annähern der Naht

Der Therapeut gibt von außen Druck auf den Oberkiefer, um die Naht anzunähern.

Effekt

Mobilisation des harten Gaumens zur Verbesserung der Statik des Mundraumes, Verbesserung der Artikulation, des Schluckens und der Atmung

Kontraindikation

Aktuelle Frakturen, karzinogene Prozesse in diesem Bereich, akute Entzündungen

3.3.4 Behandlung Kiefergelenk

3.3.4.1 Kompression/Dekompression des Kiefergelenks

Anatomie

Siehe Abbildung

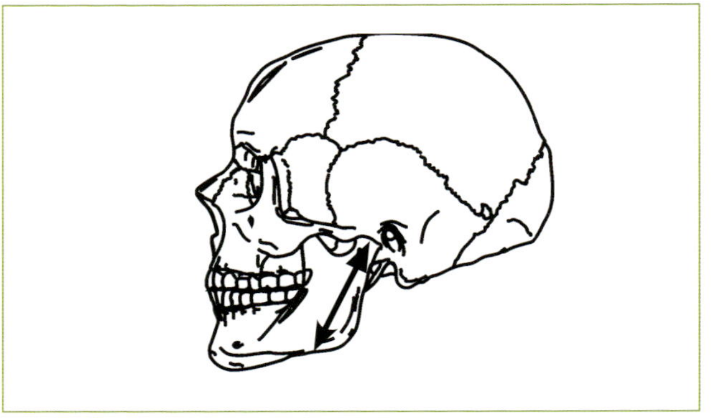

Abbildung 38: Anatomie des Kiefergelenkes

Behandlung

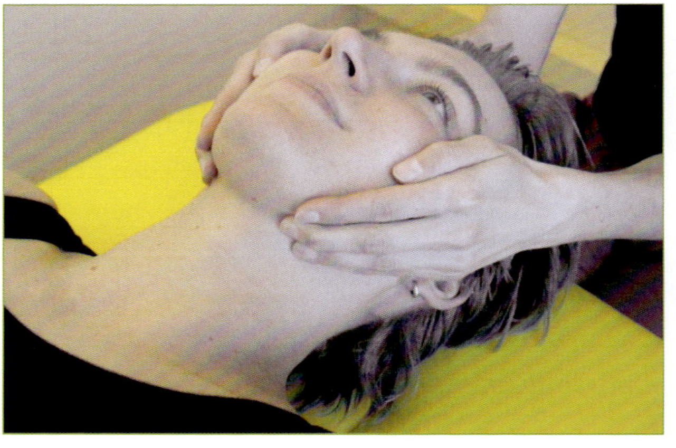

Abbildung 39: 1 Kompression des Kiefergelenkes

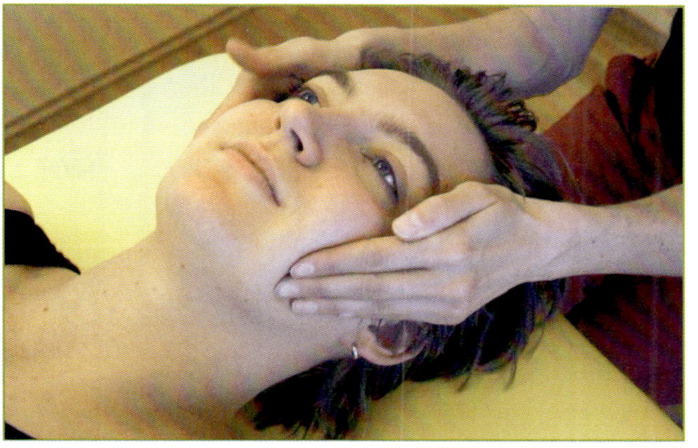

Abbildung 40: 2 Dekompression des Kiefergelenkes

Untersuchung

Im *Anamnesegespräch* klärt der Therapeut, ob Beschwerden im Kiefergelenkbereich vorhanden sind. *Sichtbefund* und *Funktionsbefund* passieren gleichzeitig. Der Therapeut bittet den Patienten, den Mund so weit wie möglich zu öffnen. Die physiologische Öffnungsweite beträgt 3,5 Finger des Patienten hochkant im Mund. Während der Öffnungs- bzw. Schließphase kann der Therapeut Deviationen (Abweichungen) von der Symmetrie beobachten. Dann erfolgt ein Sicht- und Bewegungsbefund in lateraler und ventro-dorsaler Richtung sowie ein Tastbefund des Kiefergelenkes und der Kaumuskulatur.

Indikation

Schmerzen im Kaumuskulaturbereich, Ausstrahlungen in den Ohrbereich, eingeschränkte Beweglichkeit des Kiefergelenkes, daraus resultierend schlechte Artikulationsfähigkeit

Ausgangsstellung

- **Patient** Patient in Rückenlage
- **Therapeut** am Kopfende sitzend, die 2.-4. Finger beider Hände jeweils auf den Unterkiefer legend

Ausführung

Abbildung 39: Zunächst komprimiert der Therapeut das Gelenk, indem er leichten Druck auf den Unterkieferunterrand Richtung Gelenk gibt. Dann dekomprimiert er das Gelenk (Abbildung 40) mit leichtem Schub auf den Unterkieferoberrand in die entgegengesetzte Richtung.

Effekt Lösung der Kiefergelenksspannung und der Muskelspannung, verbesserte Artikulationsfähigkeit

Kontraindikation Habituelle Luxation des Kiefergelenkes, Diskusläsionen, akute Entzündungen im Kiefergelenkbereich, Frakturen im Bereich des Kiefers, des Schädels oder der HWS

3.3.4.2 Mobilisation des Kiefergelenks

Anatomie

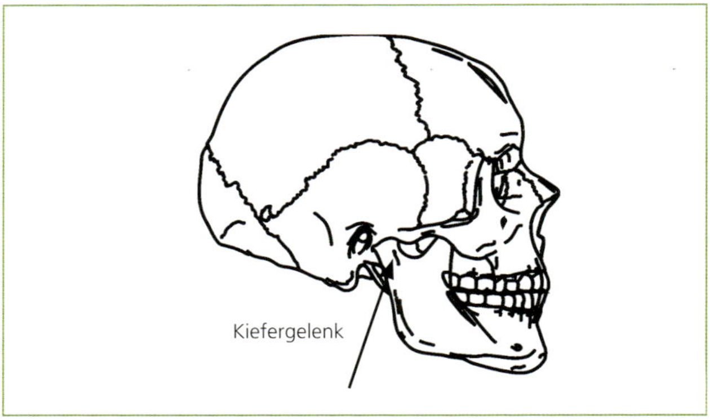

Abbildung 41: Anatomie des Kiefergelenkes

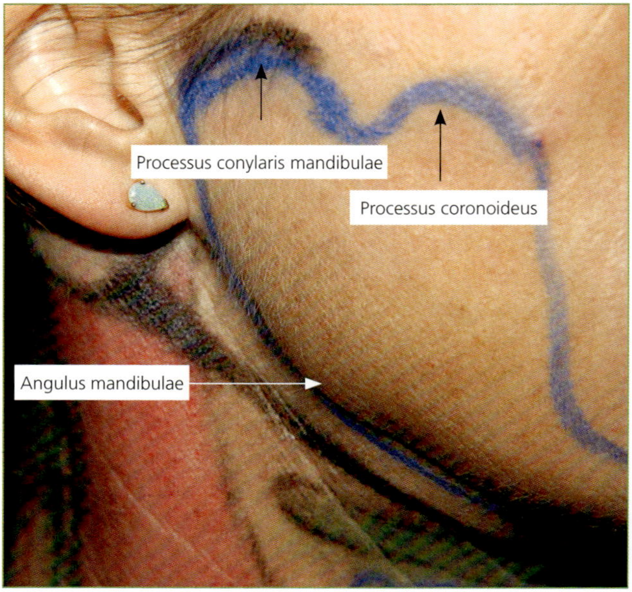

Abbildung 42: Mandibula/Unterkiefer

Behandlung

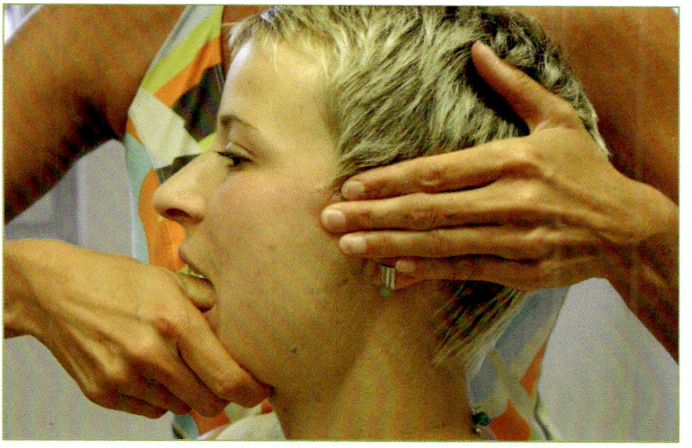

Abbildung 43:
Mobilisation Kiefergelenk

Funktion

Das Kiefergelenk mit seinem Discus articularis ermöglicht in seiner physiologischen Biomechanik ein Öffnen und Schließen sowie ein seitliches Verschieben und ein Vor- und Zurückschieben des Kiefergelenkes.

Fehlfunktion

Die Biomechanik des Kiefergelenkes kann gestört sein durch:

- inkongruente Gelenkpartner mit oder ohne Blockierungen des intraartikulären Discus,
- Zahnfehlstellungen,
- absteigende Funktionskette (vgl. S. 40, Störungsketten),
- Traumata sowie
- Entzündungen, Operationen, Tumore, Karzinome.

Der Patient weist dann unterschiedlichste Symptome auf mit gegebenenfalls Zahnschmerzen durch hypertone Kaumuskulatur, deren Triggerpunkte in die Zähne ausstrahlen; Kopfschmerzen, die entstehen, indem das nächst angrenzende Gelenk, in diesem Fall die Kopfgelenke, blockieren. Eventuell kann der Patient den Mund nicht mehr öffnen oder schließen. Durch langjährige Kiefergelenkfehlstellung kann es zu Arthrose im Gelenk und chronischen Schmerzen kommen.

Untersuchung Durch Sichtbefund werden Kiefergelenkfehlstellungen und Bewegungseinschränkungen diagnostiziert. Durch Palpation der Kaumuskeln verschafft sich der Therapeut einen Überblick über den Tonus.

Indikation Blockierung des Kiefergelenkes

Ausgangsstellung

- **Patient** Im Sitzen
- **Therapeut** Im Stehen

Ausführung Der Therapeut steht auf der rechten Seite des Patienten und fixiert mit seiner linken Hand, die von hinten um den Kopf des Patienten greift, das Jochbein und den Oberkiefer. Mit dem Daumen der rechten Hand greift er auf die Zahnreihe des linken Unterkiefers und separiert das Gelenk durch eine Traktion in der Verlängerung des Unterkieferastes nach ventral und kaudal. Bei blockiertem Discus steht das Kiefergelenk meist so blockiert, dass zunächst ein Muskelrelaxans gespritzt werden muss, bevor manipuliert werden kann. In diesem Fall sollten Therapeuten mit viel Erfahrung in der Remanipulation des Kiefergelenkes konsultiert werden.

Effekt Verbesserte Beweglichkeit, Schmerzreduktion, verbesserte Artikulationsfähigkeit

Kontraindikation Osteoporose, frische Operationen, Unerfahrenheit bei Diskusblockierungen, bei denen der Patient den Mund überhaupt nicht mehr schließen kann, da ein Zuviel an Gewalt zu Frakturen führen kann

3.3.5 Kaumuskulatur

3.3.5.1 Musculus pterygoideus medialis

Anatomie

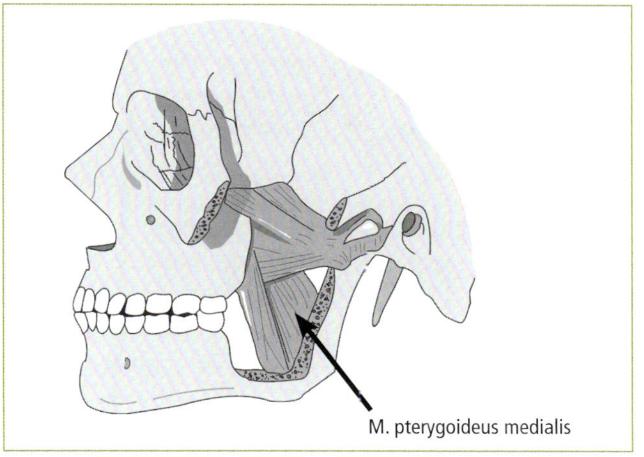

Abbildung 44:
M. pterygoideus medialis

Der M. pterygoideus medialis entspringt an der Fossa pterygoidea (Os sphenoidale, Processus pterygoideus) und am Processus pyramidalis (Os palatinum) und setzt von innen an der Tuberositas pterygoidea am Angulus mandibulae des Unterkiefers an, d.h., er kommt vom Gaumenknochen und Keilbein und zieht zum Unterkieferinnenwinkel.

Behandlung

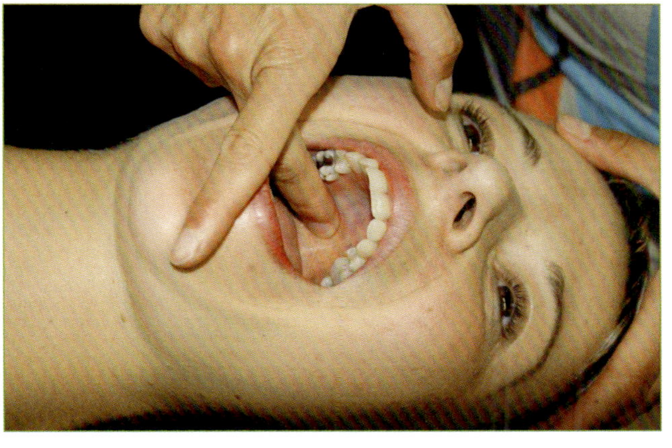

Abbildung 45:
Druckpunktmassagebehandlung des Ansatzes des M. pterygoideus medialis am harten Gaumen

Funktion	Er hebt die Mandibula im Sinne einer Kieferschließung und wirkt beim Vorschieben und Seitwärtsverschieben der Mandibula mit. Er ist mit dem M. tensor veli palatini und dem M. constrictor pharyngis sehr eng verbunden.
Fehlfunktion	Durch die unmittelbare Nähe zum Schlund kann er zu einem Engegefühl beitragen und Einfluss auf die Eustachische Röhre nehmen.
Innervation	N. pterygoideus medialis
Untersuchung & Behandlung	Der Therapeut überprüft die Kieferschließung, achtet auf Deviationen beim Vorschieben und Seitwärtsverschieben der Mandibula, palpiert den Muskelursprung am harten Gaumen auf Druckschmerzhaftigkeit und therapiert den Muskelursprung mit Druckpunktmassage. Dieser Muskel ist häufig sehr hyperton und treibt dem Patienten Tränen in die Augen!!! Um an den Muskelansatz am inneren Unterkieferwinkel zu gelangen, kann der Therapeut zunächst über die Technik für die suprahyoidale Muskulatur den Mundboden entspannen und dann in Richtung nach kranial lateral den Muskelansatz detonisieren.
Indikation	Einschränkungen des Kiefergelenkes, Engegefühl, dystones Gaumensegel, Kreuzbiss, Zahnreihenschlussproblematik, Progenie
Ausgangsstellung	
▶ **Patient**	Rückenlage
▶ **Therapeut**	Im Sitzen
Ausführung	Ein Finger liegt auf dem Ursprung oder Ansatz des Muskels und hält vorsichtigen Druck zur Detonisierung.
Effekt	Verbesserte Durchblutung und Entspannung des Muskels, dadurch verbesserte Beweglichkeit des Kiefergelenkes und des Gaumensegels
Kontraindikation	Kiefergelenkspastik, Beißreflex, Frakturen im Bereich des harten Gaumens, frische Tonsillektomie

3.3.5.2 Musculus pterygoideus lateralis

Anatomie

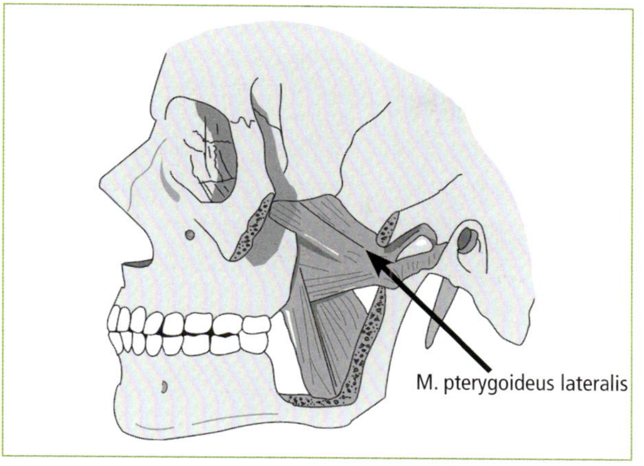

Abbildung 46:
M. pterygoideus lateralis

Ursprung ist die Ala major ossis sphenoidalis, der Hauptkopf kommt von der Seitenfläche der Lamina lateralis. Den Ansatz bilden die Fovea pterygoidea condylaris mandibulae sowie der Discus articularis des Unterkiefergelenkes.

Behandlung des M. pterygoideus lateralis

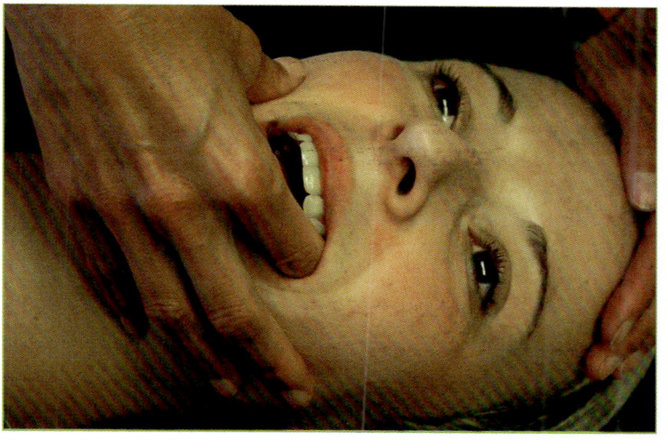

Abbildung 47:
Behandlung des M. pterygpoideus lateralis

Funktion

Dieser Muskel ist zuständig für das Schließen des Mundes, die Vorwärtsbewegung des Unterkiefers bei beidseitiger Innervation und die seitliche Bewegung des Unterkiefers. Teile des M. pterygoideus lateralis wirken als Mundöffner.

Fehlfunktion	Dysfunktion im Bewegungsablauf während des Öffnens, Schließens und Seitwärtsverschiebens
Innervation	N. pterygoideus lateralis
Untersuchung & Behandlung	Sichtbefund während des Öffnens und Schließens des Kiefergelenkes und des Seitwärtsverschiebens. Durch Palpation des erreichbaren ausstrahlenden Bindegewebes des Muskels prüft der Therapeut Verspannung und Druckdolenz und therapiert den Muskelursprung über Druckpunktmassage.
Indikation	Schmerzen im Bereich des Kiefergelenkes, unharmonisches Bewegungsmuster des Kiefergelenkes, Kreuzbiss, Progenie, Kieferhöhlenentzündungen
Ausgangsstellung	
▶ **Patient**	Rückenlage oder im Sitzen
▶ **Therapeut**	Im Sitzen oder Stehen
Ausführung	Der Therapeut palpiert mit dem Finger entlang der Oberkieferaußenreihe diagonal in Richtung zum Kiefergelenk und gibt leichten Druck in die erreichbaren Muskelfasern des M. pterygoideus lateralis.
Effekt	Schmerzreduktion und verbesserte Beweglichkeit des Kiefergelenkes und des Oberkiefers
Kontraindikation	Frische, noch nicht verheilte Operationen, Kaposi Sarkome bei Aids sowie andere Arten von Tumoren oder Karzinomen, frische Frakturen in dem beschriebenen Kieferbereich

3.3.5.3 Musculus masseter

Anatomie

Der M. masseter (griech. massaesthai = kauen) ist ein dicker Muskel, der in der seitlich unteren Gesichtsgegend liegt. Dieser Muskel ist der Stressmelder schlechthin. Menschen „beißen sich mit ihm durchs Leben" und sind dort häufig verspannt. Der M. masseter hat einen oberflächlichen und einen tiefen Muskelanteil. Sein Ursprung ist das Jochbein und sein Ansatz der Unterkieferaußenrand.

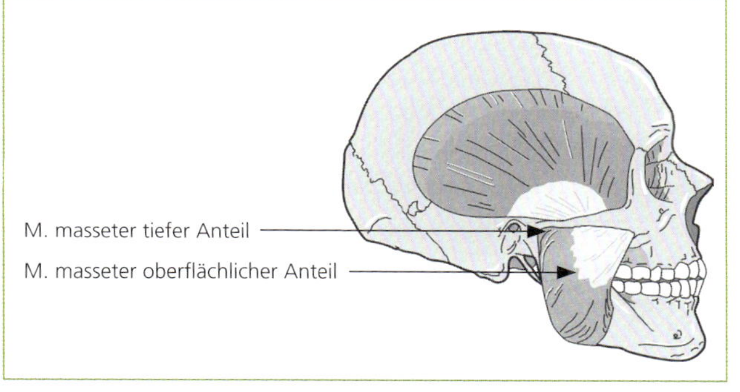

Abbildung 48: M. masseter (vgl. Feneis, 1988, S. 81)

Funktion

Er zieht den Unterkieferaußenrand Richtung Jochbein und schließt damit das Kiefergelenk.

Innervation

N. massetericus

Behandlung

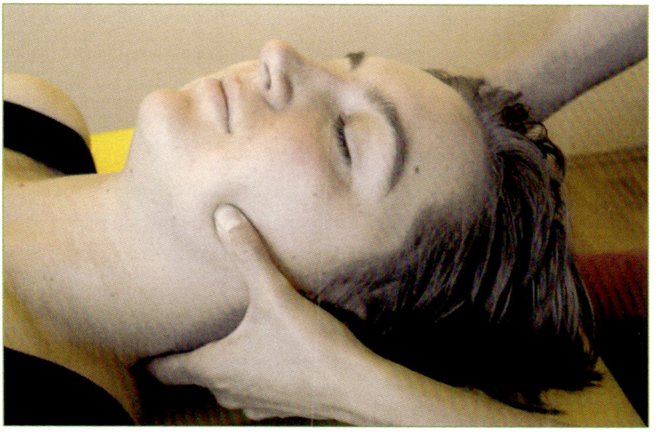

Abbildung 49: Massage des M. masseter für den oberflächlichen Anteil

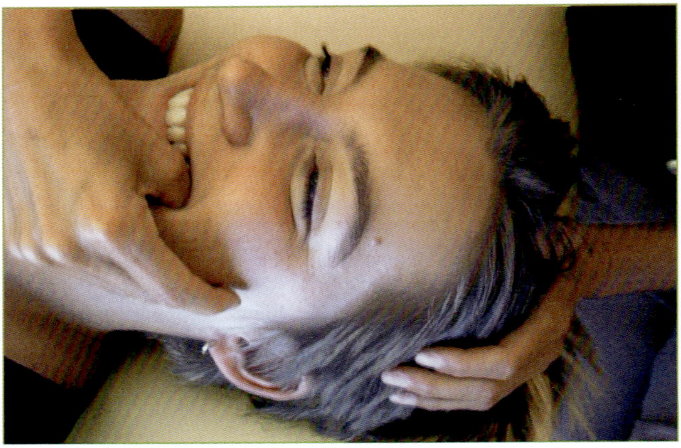

Abbildung 50: Massage des M. masseter für den tiefen Anteil

Indikation

Verspannungen in diesem Muskel, Kiefergelenkeinschränkungen, ungenügende Kieferöffnung

Ausgangsstellung

- **Patient**: Der Patient liegt in Rückenlage.
- **Therapeut**: Der Therapeut sitzt oder steht am Kopfende des Patienten, der Daumen liegt auf dem Muskelbauch des M. masseter.

Untersuchung & Ausführung

Der Therapeut lässt den Patienten den Mund so weit wie möglich öffnen. Ein Bewegungsverlust des Kiefergelenkes liegt vor, wenn der Patient weniger als drei seiner eigenen Finger hochkant zwischen die Frontzähne seines Ober- und Unterkiefers bekommt. Einer der Muskeln, der die Öffnung behindern kann, ist der M. masseter. Durch Palpation des Muskels erhält der Therapeut eine Aussage über den Spannungszustand des Muskels. Ist dieser hyperton, so streicht der Therapeut den oberflächlichen Anteil des M. masseter von kranial nach kaudal aus (Abbildung 49). Es besteht auch die Möglichkeit, den tiefer liegenden Muskelanteil zu behandeln, indem der Therapeut mit dem Daumen im Mund des Patienten und dem Zeigefinger von außen einen Zangengriff macht und den Muskel zwischen diesen beiden Fingern quer zum Faserverlauf massiert (Abbildung 50).

Effekt Verbesserte Durchblutung, bessere Funktionsfähigkeit, verbesserte Mundöffnung, dadurch ist eine verbesserte Artikulation möglich

Kontraindikation Akute Entzündungen, Karzinom

3.3.5.4 Musculus temporalis (Schläfenmuskel)

Anatomie Der M. temporalis ist eine fächerförmige Muskelplatte, die in der Schläfengrube entspringt, innen unter dem Jochbein hindurchzieht, und am Processus coronoideus mandibulae (vorderer Unterkiefervorsprung) ansetzt.

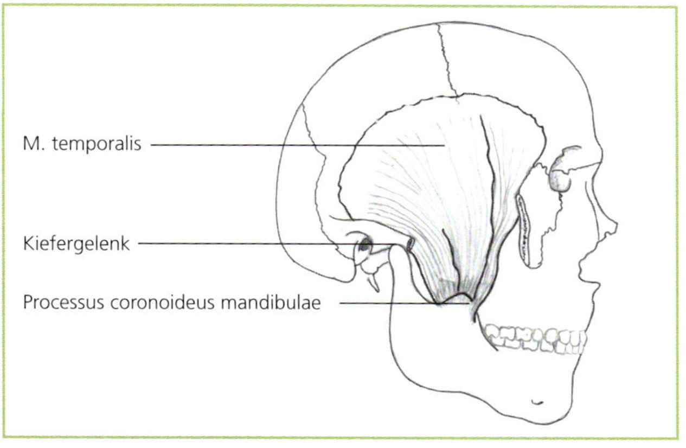

Abbildung 51: M. temporalis (vgl. Feneis, 1988, S. 81)

Funktion Er zieht den vorgeschobenen Unterkiefer zurück und schließt damit ebenfalls das Kiefergelenk.

Innervation Nn. temporalis profundi aus dem N. trigeminus

3.3.5.4.1 Behandlung des Muskelbauches

Behandlung

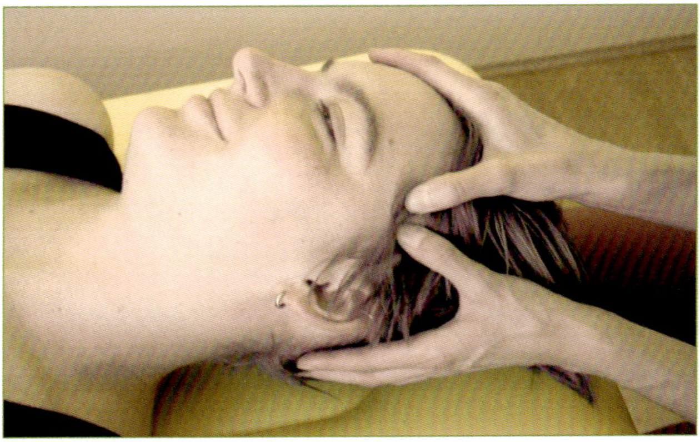

Abbildung 52: Massage des Muskelbauches des M. temporalis

Indikation
Verspannung dieses Muskels mit Einschränkungen des Vorschiebens im Unterkieferbereich bzw. ungenügendes Mundöffnen

Ausgangsstellung

▶ **Patient**
Rückenlage, der Kopf ist so gedreht, dass die zu behandelnde Seite oben liegt. Soll der linke M. temporalis behandelt werden, so liegt der Kopf leicht nach rechts gedreht.

▶ **Therapeut**
Der Therapeut sitzt oder steht am Kopfende, die Daumen liegen nebeneinander auf dem M. temporalis, die anderen Finger berühren den Schädel.

Untersuchung & Ausführung
Der Therapeut palpiert den Muskelbauch auf Verspannungen. Zur Therapie bewegt er die Daumen gegenläufig gegeneinander und löst damit die Verspannungen.

Effekt
Entspannung des Muskelbauches, verbesserte Durchblutung und damit bessere Geschmeidigkeit des Muskels, der Unterkiefer lässt sich besser vorwärts schieben und der Mund besser öffnen

Kontraindikation
Schädelfrakturen

3.3.5.4.2 Behandlung des Ansatzes des M. temporalis

Behandlung

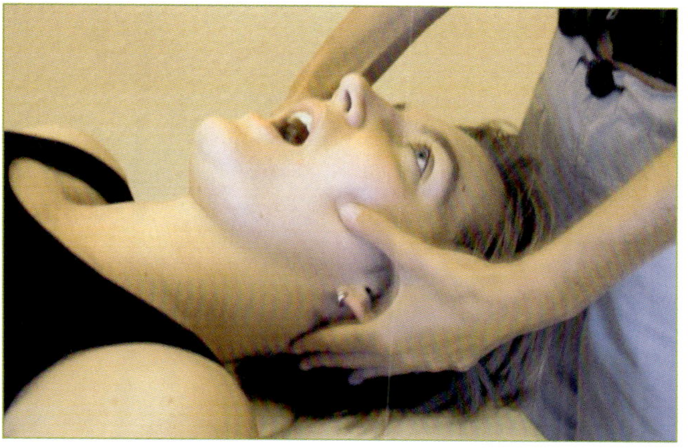

Abbildung 53: Druckpunktmassage des Ansatzes des M. temporalis

Indikation
Verspannung dieses Muskelansatzes mit Einschränkungen des Vorschiebens im Unterkieferbereich bzw. ungenügendes Mundöffnen

Ausgangsstellung

- **Patient**
  Rückenlage
- **Therapeut**
  Der Therapeut sitzt oder steht am Kopfende des Patienten. Der Patient hat den Mund geöffnet, denn nur so ist der vordere Vorsprung des Unterkiefers (Processus coronoideus mandibulae) zu tasten. Der Therapeut legt einseitig oder beidseitig einen Finger auf den Muskelansatz und unterstützt die Mundöffnung des Patienten.

Untersuchung & Ausführung
Der Therapeut ertastet zunächst den Widerstand und gibt vorsichtigen, dann stärkeren Druck in die Tiefe.

Effekt
verbesserte Durchblutung und Dehnung des Muskelansatzes, damit verbesserte Kiefergelenkbeweglichkeit

Kontraindikation
Frakturen oder Umstellungsosteotomien im Kieferbereich

3.6 Behandlung der Zähne

Behandlung

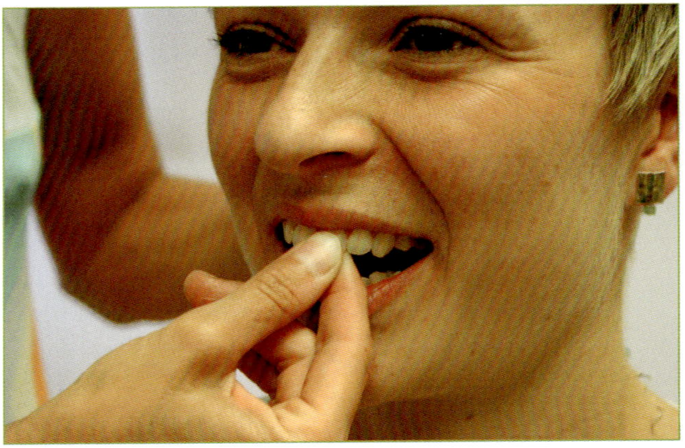

Abbildung 54: Behandlung der Zähne (vgl. van Caille, 1995)

Fehlfunktion

Bei einer Fehlstellung und/oder Immobilität der Zähne verändert sich die Okklusion; Kauen und Abbeißen sind beeinträchtigt und die Lautanbahnung ist gegebenenfalls gestört. Auf Dauer nutzen sich die Zähne und das Kiefergelenk einseitig ab, es kann zu Arthrose im Kiefergelenk mit chronifizierten Schmerzen und auf- und absteigenden Störungsketten kommen.

Untersuchung

Der Therapeut untersucht die Zahnstellung per Sichtbefund und diagnostiziert jeden einzelnen Zahn auf seine Beweglichkeit.

Indikation

Immobilität des Zahns

Ausgangsstellung

- **Patient** Rückenlage oder im Sitzen
- **Therapeut** Im Sitzen oder Stehen

Ausführung

Der Therapeut fixiert einen Zahn, diagnostiziert und mobilisiert den nächst angrenzenden Zahn in ventro-dorsaler, lateraler und Rotationsrichtung.

Effekt

Bessere Mobilität, bessere Durchblutung, veränderte Okklusion

Kontraindikation

Karies, akute Zahnentzündungen, Parodontitis, Zahnimplantate, Brücken

3.7 Behandlung des Schädels

3.7.1 Frontallift, Parietallift, Temporallift

Anatomie

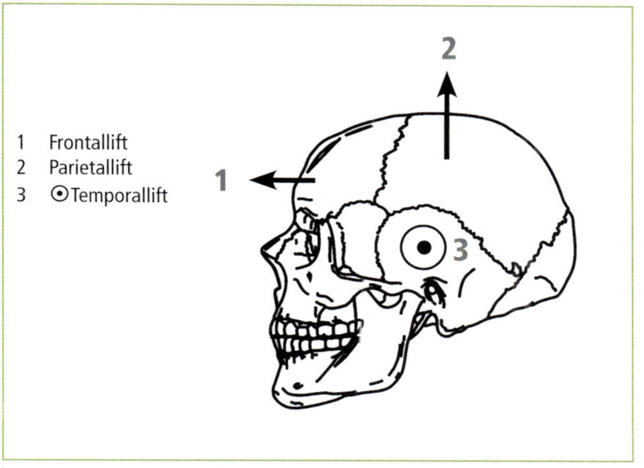

Abbildung 55: Anatomie des Schädels

Fehlfunktion

Eine Immobilität im Bereich des harten Schädels hat möglicherweise einen Bewegungsverlust des Gesichtsschädels zur Folge, weshalb die nachstehenden Techniken miterwähnt werden, um den Gesichtsschädel, den harten Gaumen, das Gaumensegel etc. endgradig und anhaltend mobilisieren zu können.

Untersuchung

Der Therapeut untersucht die Mobilität des harten Schädels durch leichten Zug.

Indikation

Immobilität

Ausgangsstellung

- **Patient**: Rückenlage
- **Therapeut**: Im Sitzen

Ausführung

Zunächst mobilisiert der Therapeut die Sutura frontonasalis (siehe Sutura frontonasalis) und die Sutura frontozygomatica, um den Lift des Frontalschädels zu ermöglichen. Die Suturen werden durch Traktion gelöst.

Ausführung

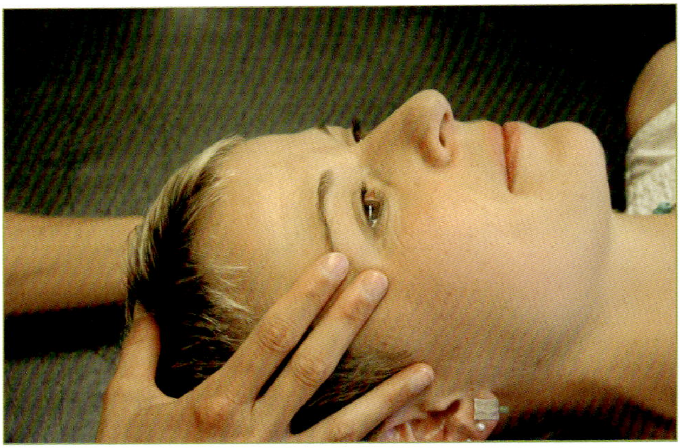

Abbildung 56: Mobilisation der Sutura frontozygomatica

Der Therapeut palpiert die Sutura frontozygomatica auf Druckdolenz und Beweglichkeit. Dann spreizt er mit zwei Fingern durch leichte Traktion die Sutur.

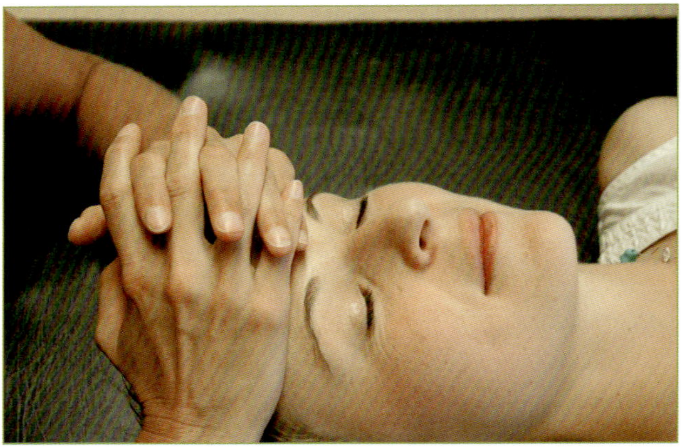

Abbildung 57: Mobilisation des Os frontale

Für den Frontallift legt der Therapeut die Handballen außen auf den Frontalknochen und hebt diesen leicht an, er folgt der Bewegung des Frontalschädels.

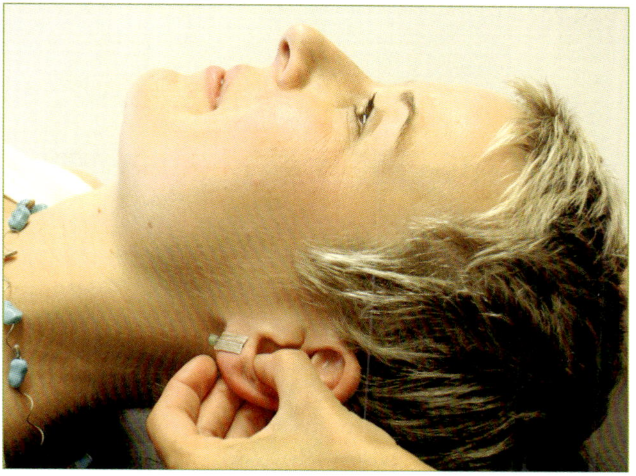

Abbildung 58:
Mobilisation des Os temporale

Beim Temporallift zieht der Therapeut dem Patienten die Ohren nach lateral und kaudal.

Anatomie

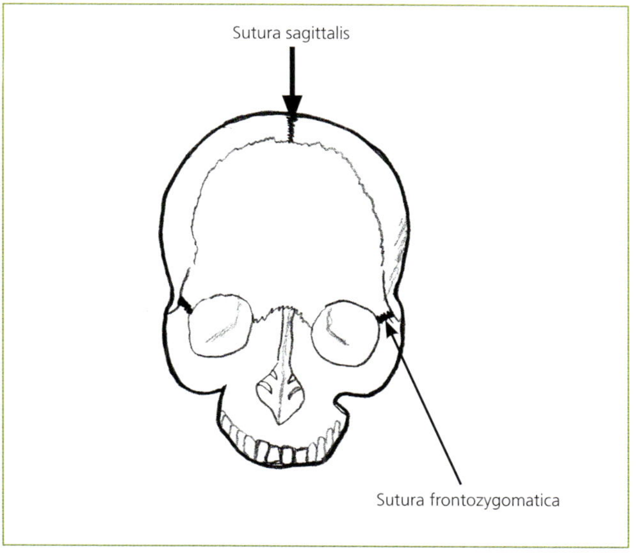

Abbildung 59:
Sutura sagittalis und Sutura frontozygomatica Anatomie (vgl. Feneis, 1988, S. 54)

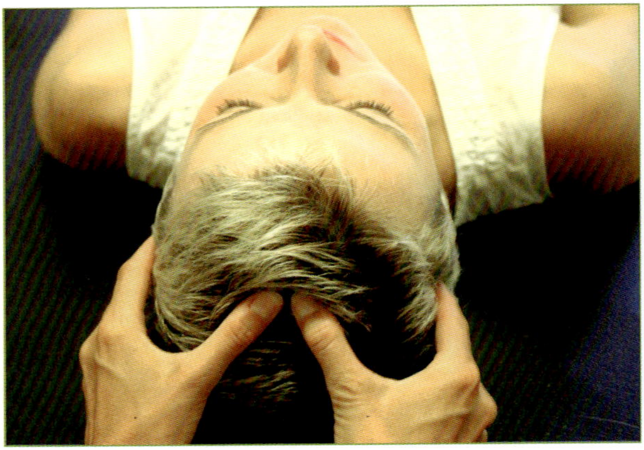

Abbildung 60:
Behandlung der Sutura sagittalis und Parietallift

Zur Mobilisation der Parietalknochen greift der Therapeut zunächst seitlich der Sutura sagittalis mit den Daumen auf die Parietalknochen, um diese zu mobilisieren. Danach greift der Therapeut den Parietalschädelknochen mit den Fingerkuppen 2-4 und liftet die Knochen senkrecht nach oben.

Effekt Verbesserte Mobilität

Kontraindikation Kraniale Blutungen, Frakturen, starke Osteoporose, frische Gehirnoperationen

4 Pulmonal/thorakaler Bereich

4.1 Zwerchfell (Diaphragma)

Anatomie

Das Zwerchfell hat unterschiedliche Anheftungen: der pars lumbalis entspringt vom 1.-4. Lendenwirbelkörper, der pars costalis entspringt an der Innenseite der 7.-12. Rippe, der pars sternalis entspringt vom Schwertfortsatz (unterster Teil) des Brustbeines. Das Zwerchfell ist eine Muskelplatte mit zwei kuppelartigen Vorwölbungen, der rechten und der linken Zwerchfellkuppel. Außer einer Durchtrittsstelle für die Aorta und den Ösophagus enthält das Zwerchfell noch eine Durchtrittsstelle für die untere Hohlvene (vgl. Platzer, 1984, S. 102). „In der Mittelstellung zwischen maximaler Exspiration und Inspiration projizieren sich bei aufrechtem Stand die rechte Zwerchfellkuppel in den 4. Interkostalraum, die linke Zwerchfellkuppel in den 5. Interkostalraum. Bei maximaler Exspiration erfolgt die Projektion auf die vordere Brustwand, rechts am Oberrand der 4. Rippe, links in Höhe des 4. Interkostalraumes" (Platzer, 1984, S. 104).

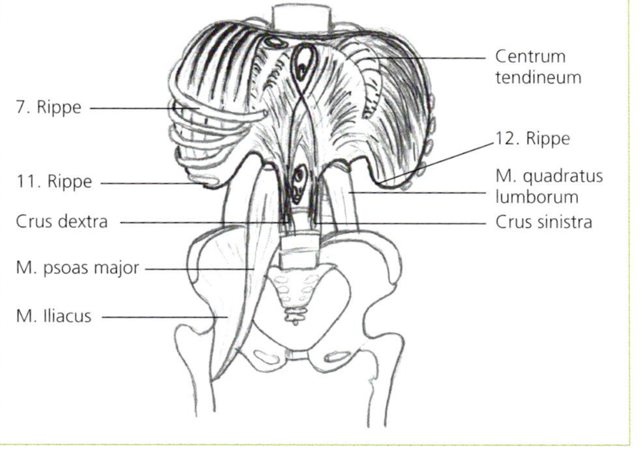

Abbildung 61: Zwerchfell von vorn, anatomische Abbildung (vgl. Platzer, 1984, S. 103)

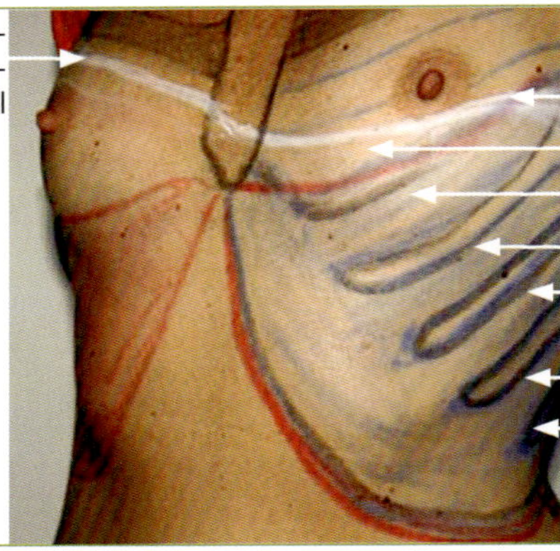

Abbildung 62: Zwerchfellkuppeln in Mittelstellung zwischen maximaler Exspiration und Inspiration

Funktion

Das Zwerchfell ist der eigentliche Motor der Bauchatmung. Es trennt die Brusthöhle von der Bauchhöhle. Kontrahiert das Zwerchfell nach kranial lateral, so können die Bauchorgane nach unten und vorne gedrückt werden, der Bauch wölbt sich vor. Durch das Absenken des Zwerchfells nach kaudal medial erfolgt ein Unterdruck in der Lunge. Die Inspiration erfolgt. Die Antagonisten (Gegenspieler) des Zwerchfells sind die Bauchmuskeln. „In der Exspirationsphase erschlaffen nunmehr die Muskelfasern des Zwerchfells und kontrahieren sich die Bauchmuskeln; das Zwerchfell steigt wieder hoch und wölbt sich in den Brustraum. Der Brustwand-Zwerchfell-Winkel wird kleiner. Bei ruhiger Atmung beträgt die Bewegung der Zwerchfellkuppeln in vertikaler Richtung etwa 2 cm, während das Centrum tendineum nur gering seine Lage verändert." [Während der Ausatemphase steigt die rechte Zwerchfellkuppel bis zum vierten Interkostalraum und die linke Zwerchfellkuppel in den fünften Interkostalraum.] „Wegen der engen Beziehungen von Zwerchfell und Bauchmuskeln bezeichnet man diese Form der Atmung auch als Zwerchfell- oder Bauchatmung und wegen der Intensität auch als basale Atmung. Die Rückenmuskeln beteiligen sich insofern an der Atmung, als sie während der Inspiration eine Streckung des oberen Abschnittes der Lendenwirbelsäule bewirken [...]. Durch die Bewegung der Wirbelsäule nach dorsal erfolgt eine

Vergrößerung des Brustraumes. Man nennt diese Atmung hintere untere Flankenatmung." (Leutert, 1994, S. 159) Für ein fundiertes Verständnis der anatomischen und physiologischen Grundlagen wird das Buch „Stimme und Atmung – Kernbegriffe und Methoden des Konzeptes Schlaffhorst-Andersen und ihre anatomisch-physiologische Erklärung" von Lang und Saatweber empfohlen.

Innervation

Das Zwerchfell wird aus dem (3.), 4., (5.) Halswirbel sowie den Interkostalnerven versorgt.

4.1.1 Untersuchung Zwerchfell

Untersuchung & Ausführung

Zunächst erspürt der Therapeut die Zwerchfellatembewegung des Patienten nach vorne, seitlich und nach hinten gegen seine Hände. Um die Ausatmung zu verlängern, kann der Patient phonieren. Der Therapeut erfühlt dann unter seinen Händen, sofern das Zwerchfell und die Rippen frei beweglich sind, ein leichtes Vibrieren in diesem Atemraum. Im zweiten Schritt kontrolliert der Therapeut durch kaudal-medialen Druck auf die 7.-10. Rippe ventral, die 7.-11. Rippe lateral und die 7.-12. Rippe dorsal (vorne, seitlich und hinten) den Widerstand oder die Elastizität des unteren Thorax- bzw. Zwerchfellbereiches.

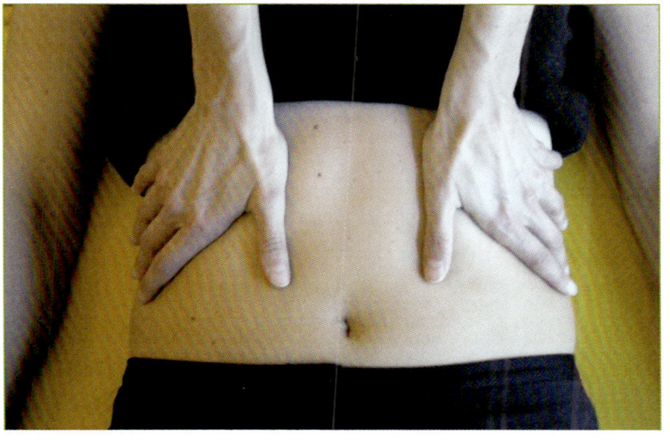

Abbildung 63: Zwerchfelltest ventral

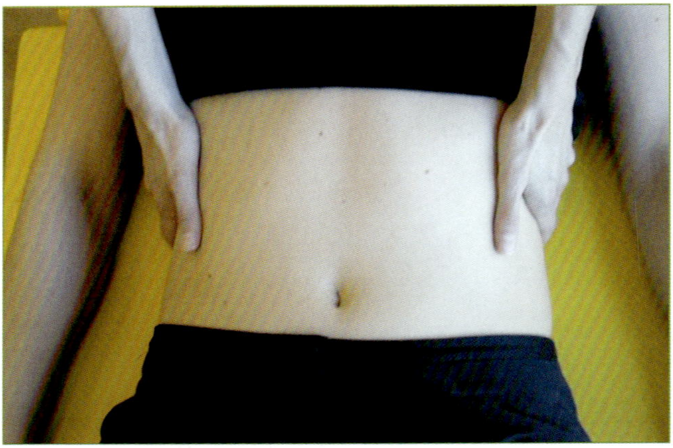

Abbildung 64: Zwerchfelltest lateral

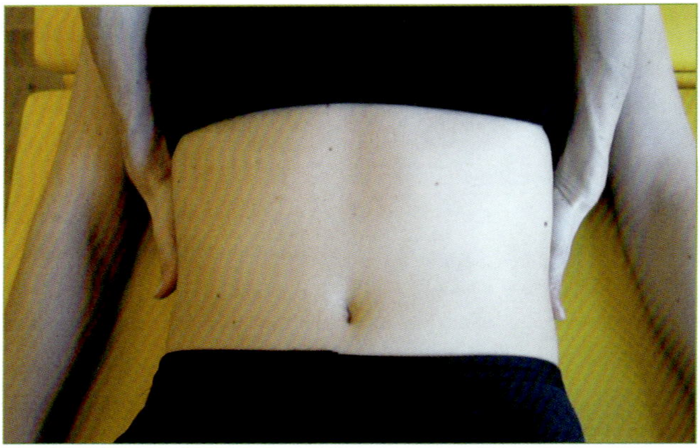

Abbildung 65: Zwerchfelltest dorsal

Indikation

Verspannungen des Zwerchfells und damit Beeinträchtigung der Atembewegung des Zwerchfells, evtl. verursacht durch Infektionen der unteren Atemwege wie Bronchitiden, Pleuritis, Lungenentzündungen, geringer Einsatz der Bauchatmung, Redeflussstörungen, neurologische Erkrankungen

Ausgangsstellung

- **Patient** – Rückenlage oder Sitz
- **Therapeut** – Am Kopfende des Patienten, oder seitlich neben dem Patienten, Therapeutenhände liegen in unterschiedlichen Untersuchungsabschnitten vorne, seitlich oder von hinten an den unteren sechs Rippen an

Effekt Diagnostik für Bewegungseinschränkungen im Bereich der unteren Rippen und damit indirekt für das Zwerchfell, das an den Rippen anheftet

Kontraindikation Osteoporose, Rheuma, Herzerkrankungen, akute Rippenfellentzündungen, akute Rippenbrüche, Glasknochen

4.1.2 Zwerchfellbehandlung 1

Behandlung

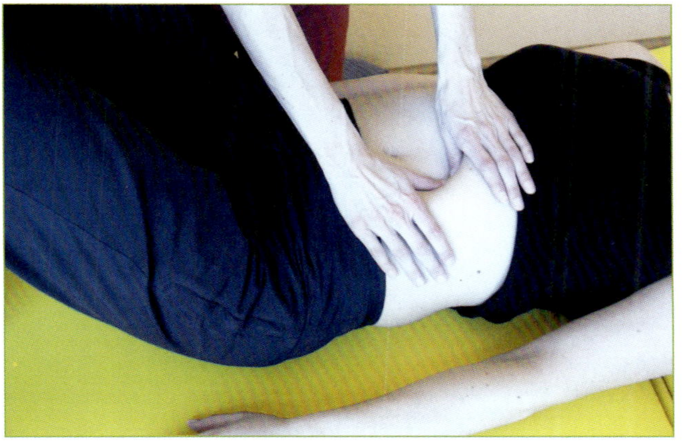

Abbildung 66: Mobilisation unterer ventraler Rippenbogen

Untersuchung Der Therapeut tastet sich entlang des Rippenbogens von medial nach lateral unter Beachtung der Solarplexusregion und ertastet Gewebe mit erhöhter Spannung.

Indikation Schlechte ventrale Atembewegung und Einschränkung in der Rippenbeweglichkeit ventral

Ausgangsstellung

- **Patient** Rückenlage oder Sitz
- **Therapeut** Der Therapeut steht auf der gegenüberliegenden Seite der zu behandelnden Zwerchfellhälfte. Die Daumen des Therapeuten liegen unter dem Rippenbogen auf, die restlichen Finger nähern die Rippen dem Daumen in Exspirationsrichtung an.

Ausführung Der Therapeut fordert den Patienten auf, gegen die Therapeutendaumen einzuatmen. Während der Ausatmung fällt der Therapeut mit seinen Daumen langsam tiefer unter den ventralen Rippenbogen.

Effekt Lösung des ventralen Rippenbogens und damit indirekt des Zwerchfells, Verbesserung der Zwerchfelldurchblutung und verbesserte Zwerchfellfunktion

Kontraindikation Akute Oberbauchbeschwerden, akute internistische Erkrankungen

4.1.3 Zwerchfellbehandlung 2

Behandlung

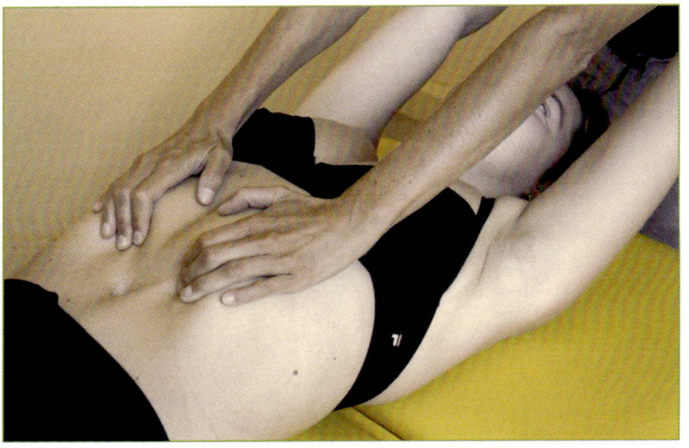

Abbildung 67: Zwerchfellmobilisation ventral in Inspiration

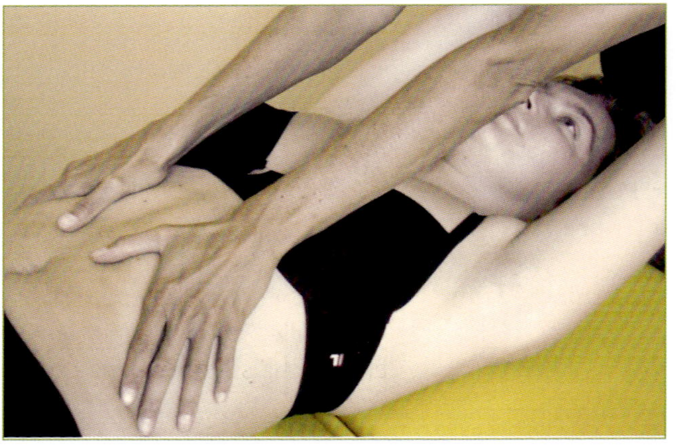

Abbildung 68: Zwerchfellmobilisation ventral in Exspiration

Untersuchung Bei der Inspirationsstellung überprüft der Therapeut inwieweit sich die Rippen durch Zug nach kranial lateral, bei der Exspiration durch Druck auf die unteren Rippen nach kaudal medial bewegen lassen.

Indikation Einschränkung der Zwerchfellaktivität im ventro-sternalen/kostalen Bereich

Ausgangsstellung

- **Patient** Rückenlage; Patient umgreift den Therapeuten, indem er ein Handtuch hinter dem Rücken des Therapeuten festhält, die Beine sind angebeugt, um den lumbalen Zwerchfellansatz zu entspannen
- **Therapeut** Der Therapeut steht am Kopfende des Patienten.

Ausführung Der Therapeut hakt sich unter den Rippenbögen des Patienten ein und zieht diese während der Einatmung nach kranial lateral, indem er sich in das vom Patienten festgehaltene Handtuch mit seinem Körper hineinlehnt. Während der Ausatmung lehnt sich der Therapeut wieder nach vorne und drückt die Rippen in Richtung kaudal medial. Bei Schulterproblemen des Patienten erfolgt diese Technik ohne Armeinsatz des Patienten. Nach der Mobilisation des Rippen-Zwerchfellbereiches kann der Therapeut das Zwerchfell kräftigen, indem er mit seinen Händen Widerstand gegen die physiologische Atembewegung der Rippen gibt. Konkret: Bei der Inspirationsbewegung der Rippen gibt der Therapeut mit seinen Händen Widerstand in die Exspirationsrichtung nach medial-kaudal und bei der Exspirationsbewegung Widerstand nach kranial-lateral.

Effekt Lösen von Zwerchfellimmobilitäten durch Rippenmobilisierung im Sinne der Inspirations- und Exspirationsbewegung

Kontraindikation Osteoporose, Schultersteifigkeit, PHS, Oberarmfrakturen, habituelle Schulterluxationen, hemiplegische Schulter, akute Schlüsselbein-/Wirbelsäulen- oder Rippenfrakturen

4.1.4 Zwerchfellmobilisation um 3 Achsen

Behandlung & Ausführung
Achse 1

Achse 1 (vgl. van Caille, 1995) (Abbildung 69/Abbildung 70): Der Therapeut „rollt" die Rippen mit beiden Händen um die vertikale Achse nach ventral, anschließend Richtung dorsal, wobei die Ellenbogen des Therapeuten Zug in kranial-kaudaler Richtung auf die Schulter und das Becken geben.

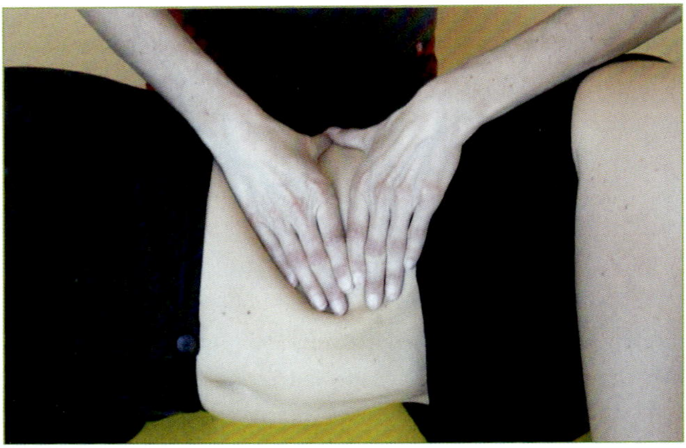

Abbildung 69: Zwerchfellmobilisation nach ventral (Achse 1) („Rollen nach vorne")

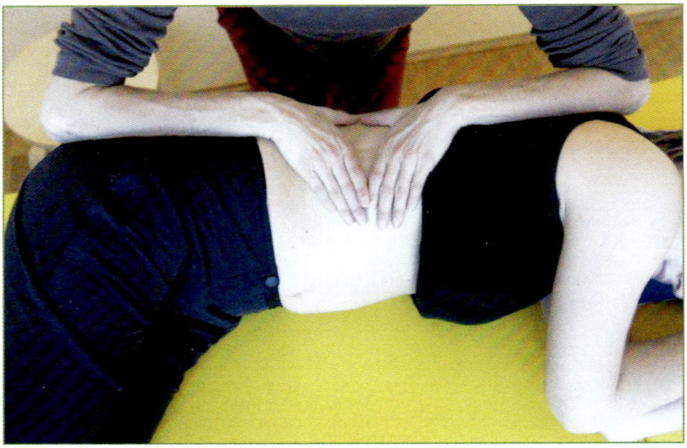

Abbildung 70: Zwerchfellmobilisation nach dorsal (Achse 1) („Rollen nach hinten")

Behandlung & Ausführung Achse 2

Achse 2: Der Therapeut schiebt zunächst die ventral auf dem unteren Rippenbogen liegende Hand während der Einatmung des Patienten nach kranial, die dorsal liegende Hand nach kaudal. Dann wechselt der Therapeut die Richtung und schiebt die vorne liegende Hand während der Ausatmung nach kaudal und die hinten liegende Hand nach kranial um eine transversale Achse.

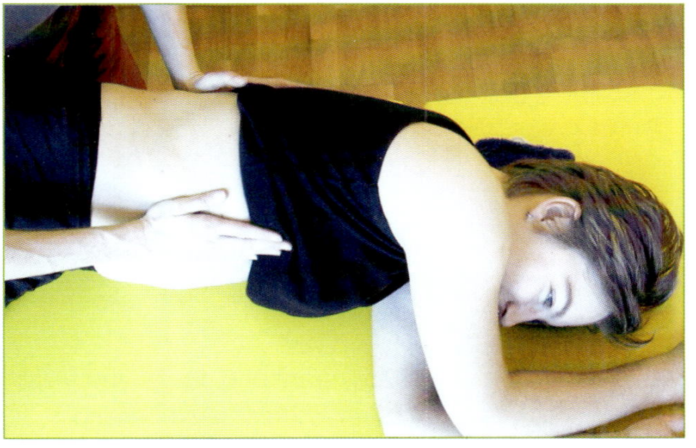

Abbildung 71: Rippenmobilisation in Inspirationsstellung (Achse 2) – ventrale Hand nach kranial, dorsale Hand nach kaudal

Behandlung & Ausführung Achse 3

Achse 3: Der Therapeut zieht während der Einatmung die Rippen in die physiologische Inspirationsstellung, den Patientenarm als Hebel benützend, während der Ausatmung drückt er die Rippen nach kaudal-medial.

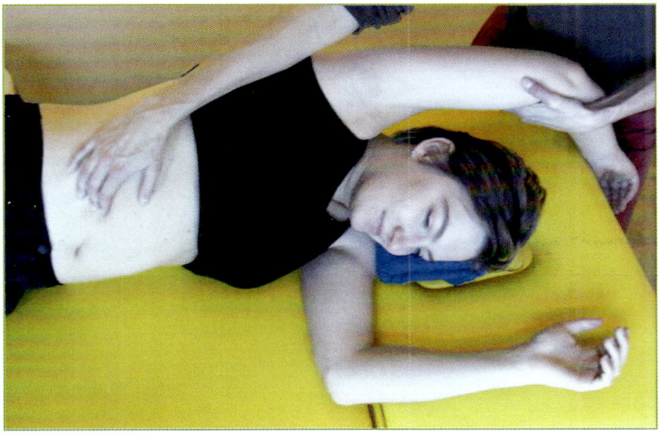

Abbildung 72: Zwerchfellmobilisation (Achse 3) – (zur Verbesserung der Flankenatmung, Therapeutenhände ziehen nach kranial)

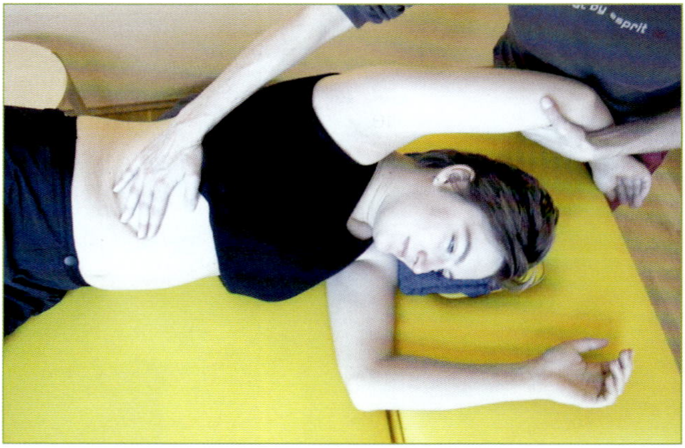

Abbildung 73: Zwerchfellmobilisation (Achse 3) – Therapeutenhand schiebt Richtung kaudal

Untersuchung

Der Therapeut fühlt bei den einzelnen Bewegungsrichtungen, in welche Richtungen Bewegungsverluste vorhanden sind, d.h. die Rippen und das Gewebe nicht so gut nachgeben und federn.

Indikation

Einschränkung der Zwerchfellaktivität im ventralen, lateralen und dorsalen Bereich

Ausgangsstellung

- **Patient**

  Seitenlage mit der betroffenen, nicht mobilen Seite nach oben, beide Beine stabil gebeugt. Die Zwerchfellmobilisierung von Achse zwei und drei ist auch im Sitzen möglich.

- **Therapeut**

  Der Therapeut steht hinter dem Patienten.

Effekt

Mobilisation des Zwerchfells

Kontraindikation

Alle Achsen: Osteoporose, akute Schlüsselbein-/ Wirbelsäulen- oder Rippenfrakturen

Achse 3: Schultersteifigkeit, PHS, Oberarmfrakturen, habituelle Schulterluxationen, hemiplegische Schulter

4.2 Mobilisation des Brustbeins

Anatomie

Das Brustbein besteht aus dem Griff (Manubrium sterni), dem Körper (Corpus sterni) und dem Schwertfortsatz (Processus xiphoideus). Das Brustbein bildet Gelenkflächen mit den Schlüsselbeinen (Incisura clavicularis) und der 1.-7. Rippe (Incisura costalis). Die 8.-10. Rippe enden über die Incisura costalis der 7. Rippe gemeinsam (vgl. Platzer, 1984, S. 66).
Das Herz ist über das Ligamentum sternopericardiacum superius und das Ligamentum sternopericardiacum inferius mit dem Brustbein unmittelbar über die benannten Bänder verbunden (vgl. Barral & Mercier, 2005).

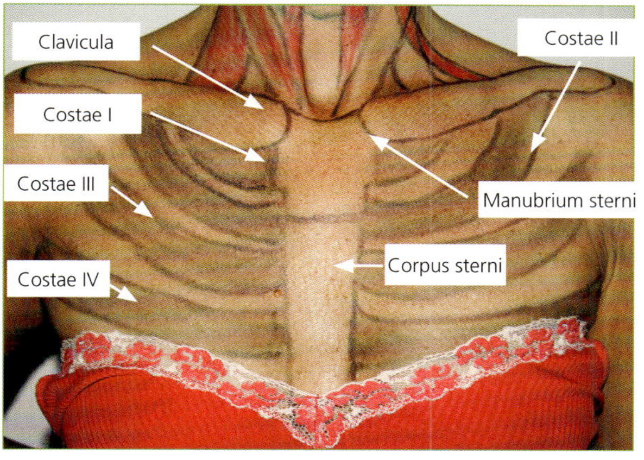

Abbildung 74: Oberer Thorax

Funktion

Das Brustbein hebt und senkt sich bei der Ein- und Ausatmung, schützt die Lunge und das Herz durch seine Stabilität und bietet der infrahyoidalen Muskulatur: dem M. sternothyroideus, dem M. sternohyoideus und dem M. sternocleidomastoideus Ansatzfläche.

Fehlfunktion

Bei Immobilität beschreibt der Patient ein Engegefühl im Brustbeinbereich, so „als ob ihm irgendetwas" die Luft zum Atmen nimmt. Gegebenenfalls sind Schmerzen im Herzbereich vorhanden und/oder der Patient beschreibt, dass ihm „etwas auf dem Herzen liegt".

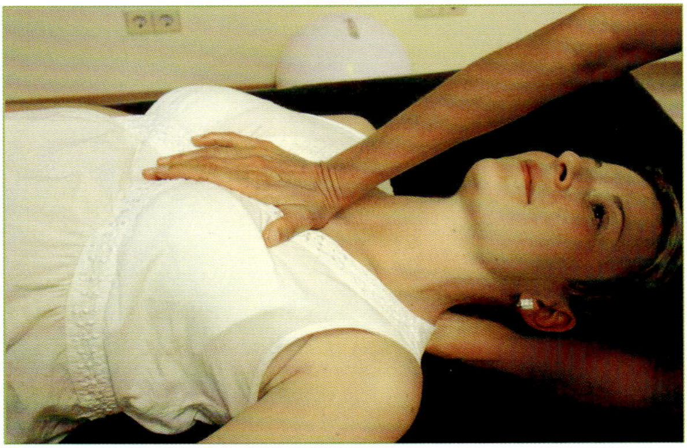

Abbildung 75:
Mobilisation Brustbein

Untersuchung & Behandlung & Ausführung

Der Therapeut greift mit einer Hand dorsal auf die Dornfortsätze der Brustwirbelsäule und mit der anderen Hand ventral auf das Brustbein. Er löst dieses, indem er der Bewegung des Brustbeins während der Exspiration folgt und einen leichten Druck in Richtung Körperinneres gibt. Während der Inspiration mobilisiert der Therapeut die Brustwirbelsäule in Extensionsrichtung.

Indikation

Fixiertes Brustbein, Kehlkopfhochstand, Narbenzüge im ventro-lateralen Hals- oder Brustbereich, post OP nach Herzoperationen, Schmerzen im Brustbereich, Schmerzen im Zungenbeinbereich, veränderter Stimmklang, der angestrengt klingt, Dystonie im Bereich des M. sternocleidomastoideus, des M. sternohyoideus und des M. sternothyroideus

Ausgangsstellung

- **Patient**: Rückenlage
- **Therapeut**: Im Sitzen am Kopfende

Effekt

Lösung des Brustbeins und damit Lösung des Larynx, verbesserter Stimmklang

Kontraindikation

Frische Herz-/Thoraxoperationen, Brustkrebs, Osteoporose

4.3 Mobilisierung der Rippengelenke

Um die Brustwirbelsäule nach ihrer Mobilisation frei beweglich zu erhalten, muss auch die Mobilisation der drei Röhren (siehe „Thoraxmobilisation") bzw. die Mobilisation der Rippengelenke und des Brustbeins überprüft werden, da sie eine Bewegungseinheit bilden.

4.3.1 Therapie der Rippengelenke

Anatomie

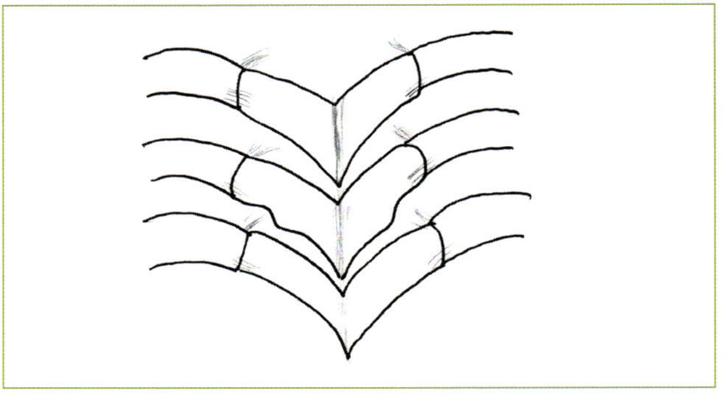

Abbildung 76: Anatomie der costotransversalen Gelenke (vgl. Sobotta, 1989, S. 18)

Funktion

Die dorsalen Rippen setzen unmittelbar an der Brustwirbelsäule an, die ventralen Rippen vorne am Brustbein. Die Rippengelenke ermöglichen den Rippen eine Inspirations- und Exspirationsbewegung im Sinne eines leichten Auf- und Abbewegens und einer Rotation im Gelenk.

Fehlfunktion

Bei einer Rippenblockierung im dorsalen Bereich wird die Inspirations- und Exspirationsbewegung verhindert, die bei Inspirationsbewegung mit einer Extension der Brustwirbelsäule und bei Exspiration mit einer Flexion der Brustwirbelsäule gekoppelt ist. Durch die Lage des Orthosympathikus vor den Rippenköpfchen verändert sich bei einer Blockierung das Nervengeschehen, die Wirbelfacettgelenke können sekundär blockieren und die Rückenmuskulatur versucht das Arthron durch Hypertonus zu schützen, was zu Schmerzen im Rücken-, Thorax- oder Armbereich führen kann.

Bei einer Rippenblockierung vorne im Brustbeinbereich wird die Drehbewegung der Rippe verhindert und die Mobilität des Brustbeins und der Brustmuskulatur eingeschränkt. Die Atemfunktion verändert sich.

Untersuchung & Behandlung & Ausführung

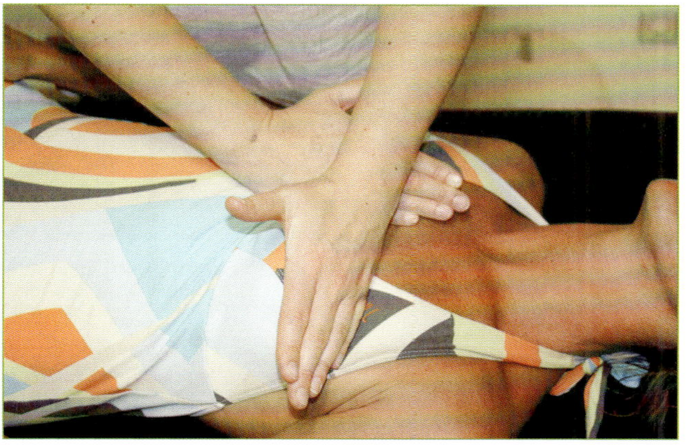

Abbildung 77: Mobilisation ventrale Rippengelenke

Für die Mobilisation der ventralen Rippengelenke der ersten bis fünften Rippe der linken Seite steht der Therapeut auf der rechten Seite des Patienten. Seine rechte Hand liegt auf dem rechten Brustbeinrand, die linke Hand mit der Handkante in Höhe des linken bewegungseingeschränkten costosternalen Rippengelenkes. Bei der Exspiration folgt der Therapeut dem Brustbein und der Rippe in die Tiefe, bei beginnender Inspiration gibt der Therapeut eine kleine Recoil-Bewegung in die Tiefe und löst seine Hände dann blitzartig vom Brustbein und der Rippe, dabei separieren sich die zwei Gelenkflächen und Mobilität entsteht (vgl. hierzu auch Brils, 1991).

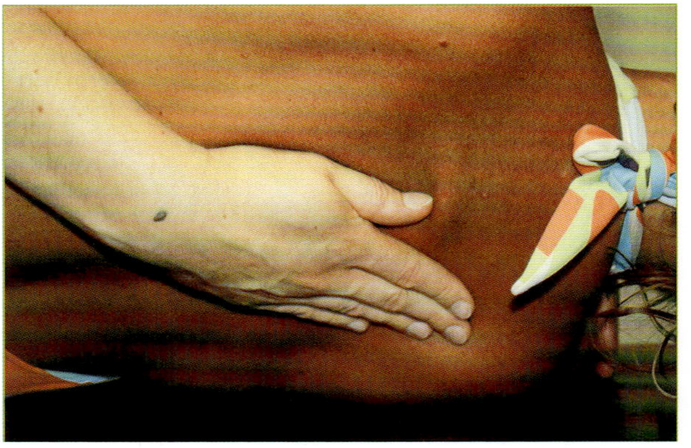

Abbildung 78:
Grifftechnik dorsal auf den Rippenköpfchen ...

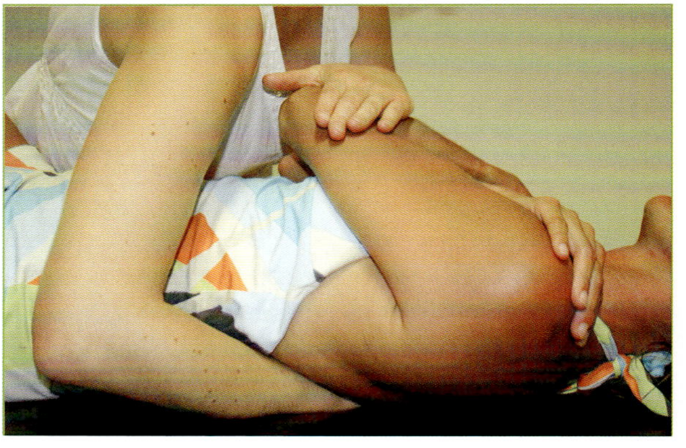

Abbildung 79:
... und Ausführung

Für die Mobilisation der dorsalen linken Rippengelenke steht der Therapeut auf der rechten Seite, die Hände des Patienten liegen über Kreuz. Das linke Daumengrundgelenk liegt auf dem dorsalen Rippenköpfchen und die rechte Hand des Therapeuten auf den Ellenbogen des Patienten. Bei der Exspiration übt der Therapeut Druck von ventral nach dorsal mit der vorderen Hand aus, um Kontakt auf die rückwertige Hand zu bringen, die rückwertige Hand gibt einen lateral-ventralen Druck zur Separation des Gelenkes.

Indikation	Schlechte Thoraxbeweglichkeit z.B. durch alte Traumata oder Lungenerkrankungen, zur gezielten Behandlung der Rippengelenke nach der 3-Röhrentechnik, um Restblockaden zu lösen und Entspannung zu erzielen
Ausgangsstellung	
▶ **Patient**	Rückenlage für die Untersuchung und Behandlung der ventralen und dorsalen Rippengelenke
▶ **Therapeut**	Im Stehen
Effekt	Durch die Lösung der Rippengelenke normalisiert sich das orthosympathische Nervensystem, der Thorax entspannt, die Organe werden besser durchblutet, die Atmung wird erleichtert (wichtig für neurologische Patienten, die durch lange Bettlägrigkeit zu Lungeninfektionen neigen, Asthmapatienten, Unfallpatienten u.v.a.).
Kontraindikation	Osteoporose, akute Rippen- und Wirbelbrüche, Gürtelrose, Verplattungen der Wirbelsäule

4.4 Thoraxmobilisation/ Lungenpleuramobilisation

Funktion

Der knöcherne Anteil des Thorax schützt die inneren Organe und durch seine Bewegungsfähigkeit wird Atmung erst möglich. Die Lunge, die über ein parietales Blatt am Thorax fixiert ist, folgt der Thoraxbewegung. Diesen Umstand kann der Therapeut nutzen, um indirekt die Lunge über die Verbesserung der Thoraxbeweglichkeit zu mobilisieren.

In der Atemruhestellung liegen die Lungenränder auf der Bauchseite in etwa in Höhe der 6. Rippe, seitlich in Höhe der 8. Rippe und auf der Rückenseite in Höhe der 10. Rippe (vgl. Leonhardt, 1991, S. 131).

Behandlung & Ausführung

Die kaudale Therapeutenhand liegt mit der Handkante auf dem Brustbein des Patienten, die kraniale Hand liegt mit dem Handrücken auf den hinteren rechten Rippen des Patienten. Zwischen Patient und Therapeut kann ein zusammengerolltes Handtuch liegen, der Therapeut komprimiert mit seinem Brustkorb die Rippen des Patienten. Mit seinen Händen mobilisiert er den Brustkorb

- nach ventral und dorsal,
- kranial und kaudal,
- nach lateral und medial,
- in die Auswärts- und Einwärtsdrehung.

(vgl. hierzu Peters, 1995)

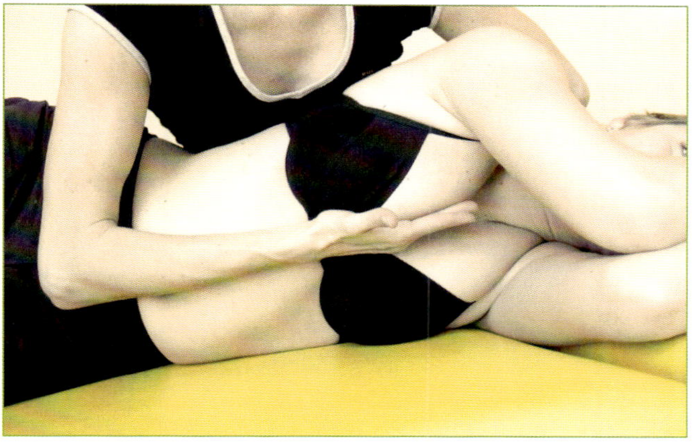

Abbildung 80: Thoraxmobilisierung

Untersuchung
Bei der Thoraxuntersuchung überprüft der Therapeut, in welche Richtung der Thorax Bewegungseinschränkungen hat.

Indikation
eingeschränkte Mobilität

- der Rippen (ausgenommen der 11. und 12. Rippe, die frei enden)
- des Brustbeins
- der Brustwirbelsäule
- der Lunge

Ausgangsstellung

▶ **Patient**
Seitenlage, die zu behandelnde Seite oben, Patientenarme etwas oberhalb 90 Grad gelagert, Beine gebeugt

▶ **Therapeut**
Therapeut steht hinter dem Patienten

Effekt
Mobilisierung des Thorax, um eine verbesserte Atmungsbewegung zu ermöglichen und eine verbesserte Wirbelsäulenbeweglichkeit zu erzielen.

Kontraindikation
Osteoporose, Herzerkrankungen, Lungenembolie, Glasknochen, Knochenmetastasen, akute Rippen-/Wirbelsäulenfrakturen, Karzinome oder Metastasen

4.5 Interkostalmuskulatur

Anatomie

Die Atembewegungen des Brustkorbes werden durch die Zwischenrippenmuskeln (Interkostalmuskeln) bewirkt. Die Mm. intercostales externi kommen von der Außenseite einer Rippe und ziehen schräg von hinten oben nach vorne unten zur nächst tieferen Rippe. Die Mm. intercostales interni entspringen an der Innenseite einer Rippe und ziehen zum oberen Rand und der ganzen Innenfläche der nächst tieferen Rippe (vgl. Platzer, 1984, S. 82).

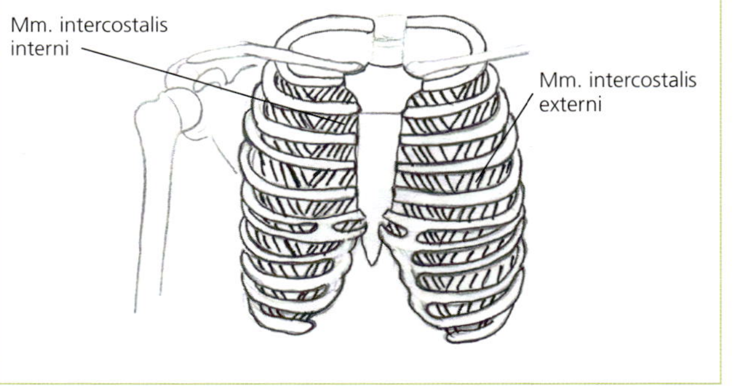

Abbildung 81: Atemmuskulatur (vgl. Platzer, 1984, S. 83)

Funktion

Die externen Interkostalmuskeln unterstützen die Inspiration durch Anheben der Rippen nach vorne oben (1.-6. Rippe) bzw. vorne außen (7.-12. Rippe). Die Mm. intercostales interni sind mit den vorderen im Bereich des Brustbeins (Rippenknorpel) liegenden Faserzügen an der Inspiration beteiligt, die hinteren Muskelzüge (im knöchernen Rippenteil) an der Exspiration.

Innervation

Nervi intercostales

Behandlung

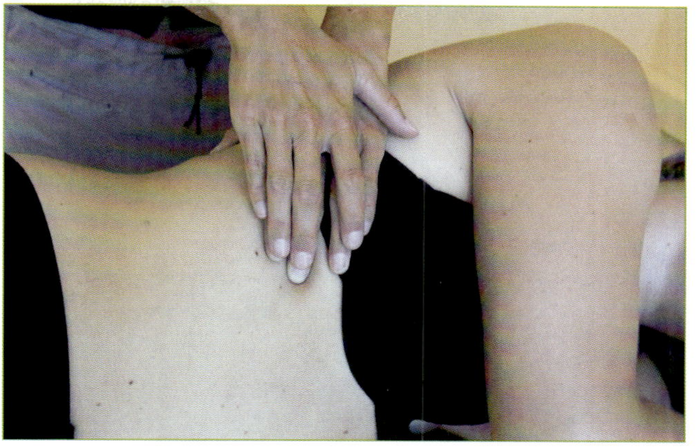

Abbildung 82: Interkostalmuskelbehandlung ventral

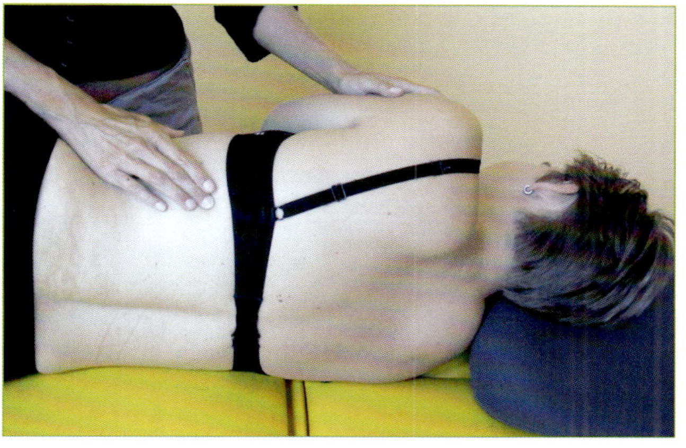

Abbildung 83: Interkostalmuskelbehandlung dorsal

Untersuchung

Bei der Untersuchung der Zwischenrippenmuskeln wird die Beweglichkeit der Rippen bei der Ein- und Ausatmung beobachtet. Federungstests auf den einzelnen Rippen geben Auskunft über die angrenzenden hypertonen Interkostalmuskeln. Die Interkostalräume werden auf Muskelverspannungen palpiert.

Indikation

Dystonien der Interkostalmuskeln durch: Fehlhaltung im Sinne von Rund-/ Flach-/ Hohl-Rundrücken, Wirbelsäulenverkrümmungen (Skoliosen), Haltungsinsuffizienzen z.B. bei myofunktionellen Störungen, verheilte Rippenbrüche, vorangegangene Interkostalneuralgien, Lungenerkrankungen, Verkürzungen der hemiplegischen Seite, länger zurückliegende Autounfälle mit Gurtbeteiligung, Bettlägrigkeit, Fehlatmung

Ausgangsstellung

- **Patient**: Der Patient liegt mit der zu behandelnden Seite nach oben, die Beine sind leicht angebeugt, der Kopf mit einem Kissen unterlagert, die Ellenbogen liegen in Schulterhöhe, die Hände in Höhe des Gesichts.
- **Therapeut**: Für die Behandlung der hinteren Interkostalmuskelanteile steht der Therapeut vor dem Patienten, für die Behandlung der vorderen Muskelanteile hinter dem Patienten.

Ausführung: Der Mittelfinger palpiert die Zwischenrippenräume und gibt leichte Friktionen (Reibebewegungen) im Verlauf der Rippenzwischenräume auf den hypertonen Muskel.

Effekt: Lösung der Muskulatur, verbesserte Ein- und Ausatmungsbewegung der Rippen möglich

Kontraindikation: Osteoporose, akute Entzündungen/Rippenbrüche, Interkostalneuralgien, akute internistische, orthopädische oder kardiologische Probleme

4.6 Großer Brustmuskel (M. pectoralis major)

Anatomie

Der große Brustmuskel liegt unmittelbar unter der Haut und ist von der Brustfaszie bedeckt. Der Muskel besitzt drei Ursprünge:

1. Pars clavicularis: innere zwei Drittel des Schlüsselbeines
2. Pars sternocostalis: Brustbein und 2.-7. Rippenknorpel
3. Pars abdominalis: Vorderes Blatt des M. rectus abdominis (Bauchmuskel). Der M. pectoralis major setzt am Oberarmkopf an der crista tuberculi majoris humeri an.

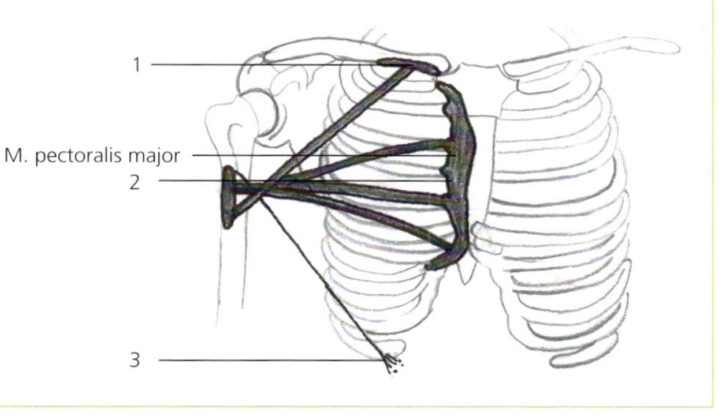

Abbildung 84: M. pectoralis major (vgl. Sobotta, 1989, S. 55)

Funktion

Bei abgespreiztem Arm ziehen die quer verlaufenden Fasern den Arm nach vorne, eine Bewegung, die z.B. beim Brustschwimmen stattfindet.

Ist der Arm über Schulterhöhe erhoben, arbeiten alle Muskelteile zusammen und führen den Arm nach vorne und unten, wie z.B. beim Holzhacken. Sind beide Arme fixiert, so können beide Muskeln zusammen mit den Rückenmuskeln (z.B. M. latissimus dorsi) den Körper nach oben ziehen (Klimmzüge).

Bei fixierten Armen zieht der Muskel die Rippen, von denen er entspringt, in die Einatemstellung und dient somit als Atemhilfsmuskel.

Innervation

Nn. pectorales (C5-Th1)

4.6.1 Untersuchung des M. pectoralis major

Untersuchung

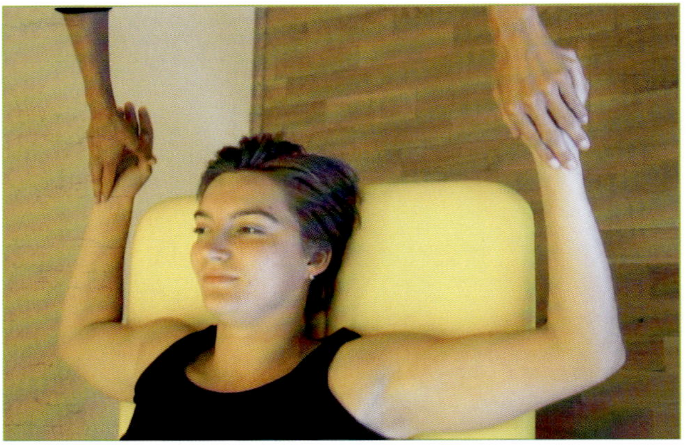

Abbildung 85: Test zur Dehnfähigkeit des M. pectoralis major – in Abduktion und Außenrotation

Der Therapeut legt die Arme des Patienten in 90 Grad Abduktion und Außenrotation und federt vorsichtig am Handgelenk nach. Hierbei ergeben sich endgradige Einschränkungen durch Federungswiderstand, visuelle Rotationseinschränkungen und/oder palpatorische Hypertonien am Muskel selbst.

4.6.2 Behandlung des M. pectoralis major

Behandlung

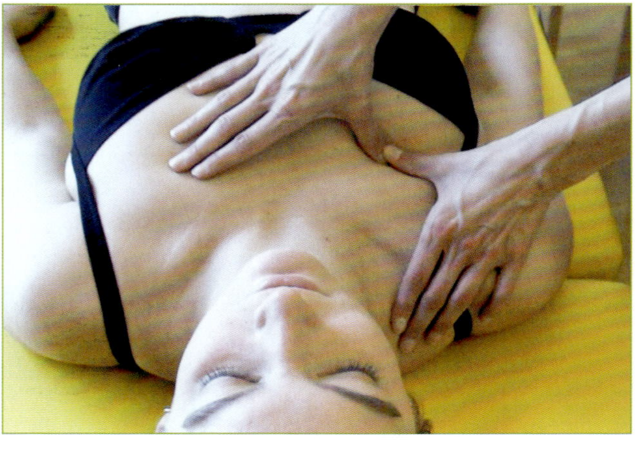

Abbildung 86: M. pectoralis Friktionen

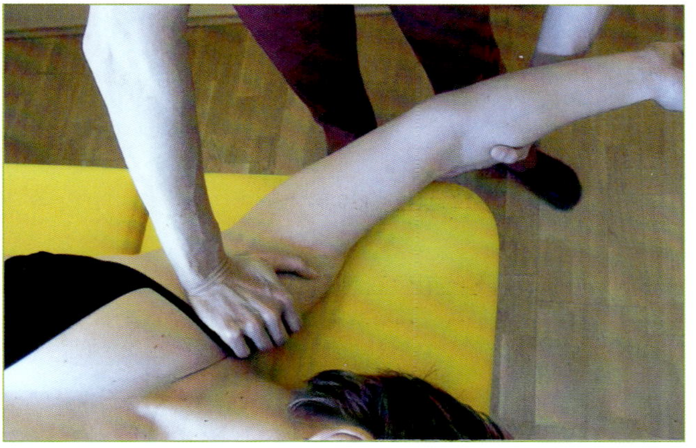

Abbildung 87:
M. pectoralis Querdehnung

Indikation

Verkürzung des Muskels: Dadurch kommt es zu einer schlechteren Beweglichkeit der Schultergelenke in die Außenrotation und Elevation. Die Exspirationsstellung des Schlüssel- und Brustbeines sowie der Rippen ist eingeschränkt, was die Ausatemlänge verkürzt und damit die Tonhaltedauer einschränkt. Eine Stimmlagenerhöhung durch eine Verkürzung der infrahyoidalen Muskelansätze ist möglich.

Ausgangsstellung

- **Patient** Rückenlage
- **Therapeut** Der Therapeut steht an der zu behandelnden Seite.

Ausführung

Abbildung 86: Friktionen am sternalen und kostalen Muskelursprung

Abbildung 87: Der Therapeut bringt den Patientenarm in Vordehnung: Der zu behandelnde Arm wird über 90 Grad abgespreizt und relativ gestreckt, der Kopf wird zur kontralateralen Seite gedreht. (Der Therapeut kann den Patienten fragen, ob er einen leichten Dehnungszug der Muskulatur spürt). Während der Einatmungsphase kann der Patient mit seinem Arm in Richtung nach vorne, innen und unten gegen den Therapeuten spannen (Holzhackerbewegung). Gleichzeitig fixiert der Therapeut die Rippen nach unten oder dehnt den Muskelbauch quer zum Faserverlauf. Diese Anspannung wird ca. 10 Sekunden gehalten. In der Ausatmungsphase entspannt der Patient den Arm und der Therapeut zieht in die neu erreichte Stellung in die Elevation und Außenrotation weiter (bis er erneuten Widerstand der Muskulatur fühlt). Diese Dehnung wird ca. 3-5-mal wiederholt. Am Ende der Dehnung soll der Patient seinen Arm aktiv bis zum Bewegungsende in die Elevation und Außenrotation anspannen, um die Gegenspieler des M. pectoralis major zu trainieren.

Effekt

Detonisierung des M. pectoralis major, Mobilisierung des ventralen Thoraxbereiches und der Schultergelenke, dadurch verbesserte Aufrichtung der Brustwirbelsäule (BWS), verbesserte Mobilität der Rippen und des M. sternohyoideus, M. sternothyroideus und des M. sternocleidomastoideus durch Entspannung des Brustbeins.

Kontraindikation

der Friktionen des M. pectoralis major (Abbildung 86): nicht bei starker Osteoporose, Karzinomen und Entzündungen in diesem Bereich

der Dehnstellung des M. pectoralis major (Abbildung 87): nicht bei akuten Muskelfaserrissen, bei akuten Entzündungen, Schulterluxationen, Oberarmfrakturen und hemiplegischen Schultern, Osteoporose und Karzinomen

5 Faszialer Bereich – Manualtechnisches Behandlungsprogramm der Faszien

5.1 Fasziendiagnostik

Faszien – das faszinierende Netzwerk des menschlichen Körpers

Der Begriff der Faszie stammt aus dem Lateinischen und bedeutet Band, Bündel, Verbund. Faszien umgeben den gesamten Körper als Bindegewebe, schützen und verbinden Knochen, Muskeln, Nerven und Organe untereinander und bilden ein plastisches Spannungsnetzwerk. Anatomisch eindrucksvolle Fotos der Faszien sind in dem Buch von Myers (2010) und in dem Film des Westdeutschen Rundfunks: „Auf der Spur der Faszien" in der Reihe „Quarks & Co" zu sehen.
Wer sich mit der Anatomie und Physiologie der menschlichen Stimme, der Artikulation, Atmung und dem Schlucken auseinandersetzt, lernt u. a. die Bezeichnung des Muskels mit seinem Ursprung und Ansatz, die Innervation des jeweiligen Muskels sowie dessen Funktion kennen. Eine Blickerweiterung weg vom singulären Muskel hin zu einer funktionalen Muskelkette, die in spezifischen Pattern (Mustern) zusammenarbeitet, stellt die Therapieform der Propriozeptiven Neuromuskulären Fazilitation (PNF) dar. „Bei den PNF-Pattern handelt es sich um definierte dreidimensionale, diagonal spiralig verlaufende Bewegungsmuster. Diese grundlegenden Muster des PNF-Konzeptes entwickelte man ursprünglich u. a. anhand der spiralig und diagonal angeordneten Muskulatur [und der] Beobachtung von normalen Bewegungsverhalten" (Heidmann, 2008, S. 29).
Auch die Faszien werden anatomisch unterteilt in

- oberflächliche
- tiefe
- viszerale

Faszien und in drei verschiedene Typen von Faszienfasern: Kollagen, Elastin und Retikulin. „Die Grundsubstanz ist ein wässriges Gel, das sich aus Mukopolysacchariden oder Glykosaminoglykanen wie Hyaluronsäure, Chondroitinsulfat, Keratinsulfat und Heparinsulfat zusammensetzt. Diese farnartigen Kolloide, die Teil des Umfeldes fast jeder lebenden Zelle sind, binden Wasser auf eine Art, die eine einfache Verteilung der Metabolite – zumindest, wenn die Kolloide ausreichend hydratisiert sind – ermöglicht. Diese von den Fibroblasten und Mastzellen gebildeten Proteoglykane bilden einen durchgehenden und gleichzeitig hochvariablen ‚Kleber', der einerseits die Billionen von kleinen Zelltropfen zusammenhält, ihnen andererseits aber die Freiheit lässt, unzählige Substanzen, die zum Leben notwendig sind, auszutauschen" (Myers 2010, Anatomy Trains, S. 21).

In der Faszientherapie, die sowohl in der Therapieform des Rolfings, der Bindegewebsmassage, als auch in den osteopathischen Faszientechniken durchgeführt wird, löst sich die anatomische Vorstellung vom Menschen in Kompartiments[1] auf. Die Faszientherapie der bindegewebigen Zug- oder Spannungslinien hat einen Einfluss auf weit von der Therapiestelle entfernte Körperregionen und somit auf die Gesamtkörperhaltung. In der Manuellen Stimm- und Schlucktherapie spielt die Gesamtkörperhaltung eine gewichtige Rolle. Kommt es zu Spannungsveränderungen mit Bewegungsverlusten in der Gesamtkörperhaltung, können die gewünschten Funktionsbereiche der Artikulation, Atmung, des Schluckens und der Stimme nur noch eingeschränkt arbeiten, der Klient hat Mühe und benötigt wesentlich mehr Anstrengung, um die gewünschte Funktion zu erzielen.

Um diese Läsionen zu diagnostizieren, legt der Therapeut die Hand auf die Faszie und spürt, wohin die Faszie sich bewegt. Hierbei sprechen die Osteopathen von Listeningtechniken. Die Hände „hören" dem Gewebe zu, wie es sich bewegt.
Unphysiologische Bewegungen beschreiben den Ort der Läsion. Zur Therapie nähert der Therapeut vorsichtig die gespannte Struktur an, um diese zu entspannen.

Nach akuten Verletzungen oder auch durch chronische repetitive Mikrotraumen können Faszien mit einer Strukturveränderung reagieren, die zu biomechanischen und biochemischen Veränderungen im gesamten Körper führen kann. Durch Faszientechniken werden diese strukturellen Veränderungen wieder gelöst. Chronische Schmerzzustände, vor allem auch postoperative Schmerzen können mit Faszientechniken behandelt werden.

Der Therapeut kann den Patienten zunächst im Stehen und dann im Liegen diagnostizieren.

1 „Als Kompartiment bezeichnet man in der Medizin einen gedanklich konstruierten oder räumlich darstellbaren Teilbereich des menschlichen Körpers bzw. seiner Elemente." Dr. Frank Antwerpes in Doc.Check (http://flexikon.doccheck.com/de/Kompartiment)

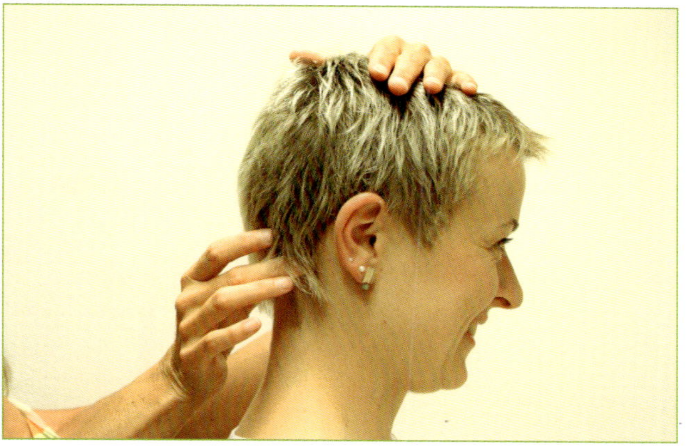

Abbildung 88:
Faszientest:
hoher zervikaler
Faszienansatz

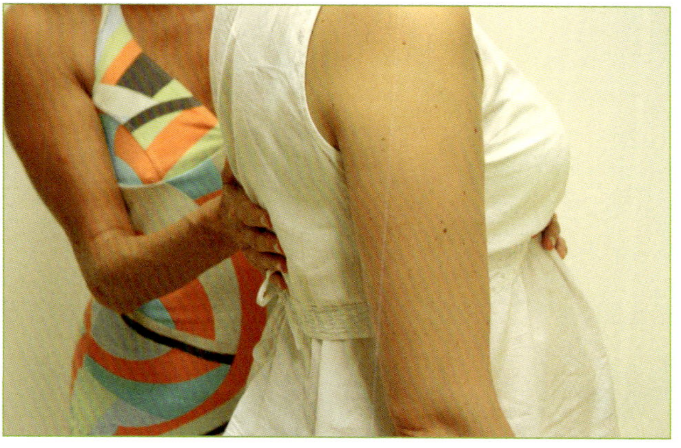

Abbildung 89:
Faszientest:
thorakaler Faszienansatz

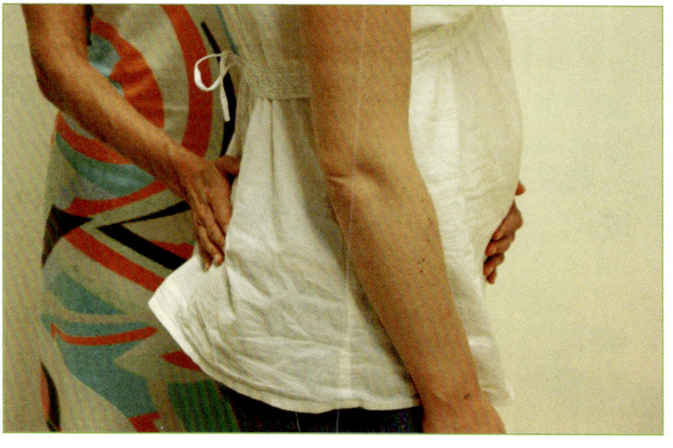

Abbildung 90:
Faszientest:
lumbaler Faszienansatz

Untersuchung

Die Hände werden zur Untersuchung aufgelegt und fühlen, wo der Läsionszug der Faszien verläuft. In Rückenlage kann der Therapeut noch einmal konkret nach Organstörungen forschen.

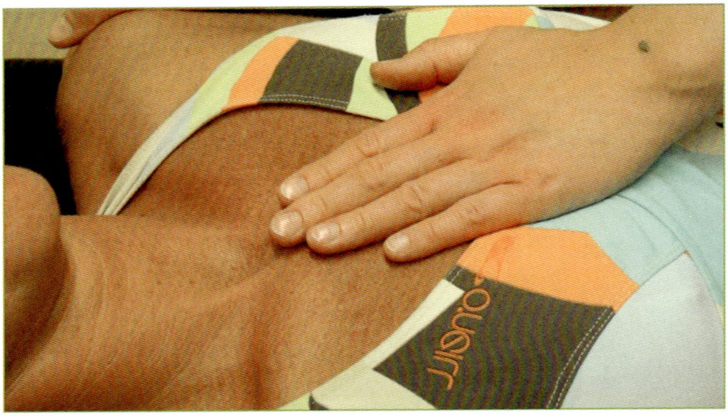

Abbildung 91:
Listening im Liegen sternal

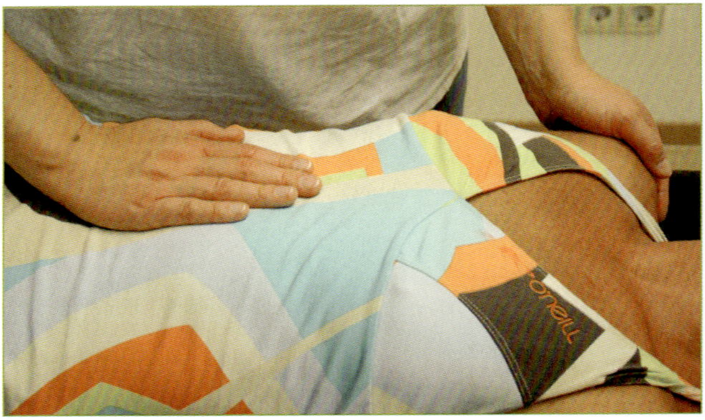

Abbildung 92:
Listening subdiaphragmal

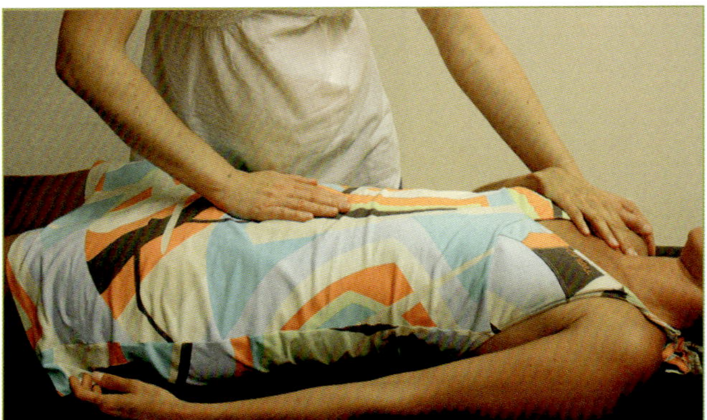

Abbildung 93:
Listening oberhalb des Schambeins

5.2 Faszienmobilisation

Fehlfunktion

Kommt es zu einer Bewegungseinschränkung innerhalb einer Faszie, bewegt sich der Körper in Richtung dieser Läsion. Es kommt zu einem Ungleichgewicht im parietalen und viszeralen Geschehen. Mit der Zeit entstehen gelenkflächige Abnutzung und schlechte Organversorgung.

Behandlung & Ausführung

Zur Faszienmobilisation werden die Bindegewebsstrukturen ganzkörperlich durch Annäherung therapiert.

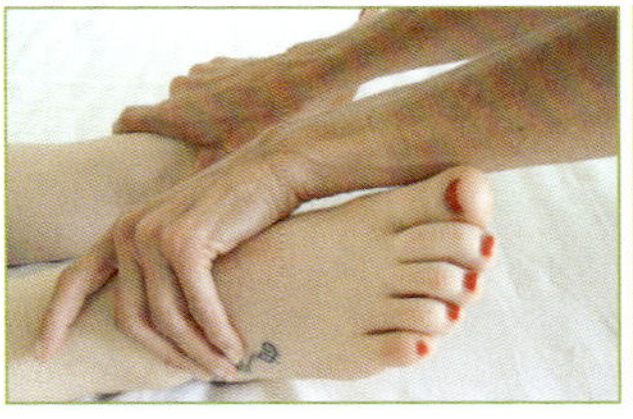

Abbildung 94: Lösung ventrale Fußfaszie

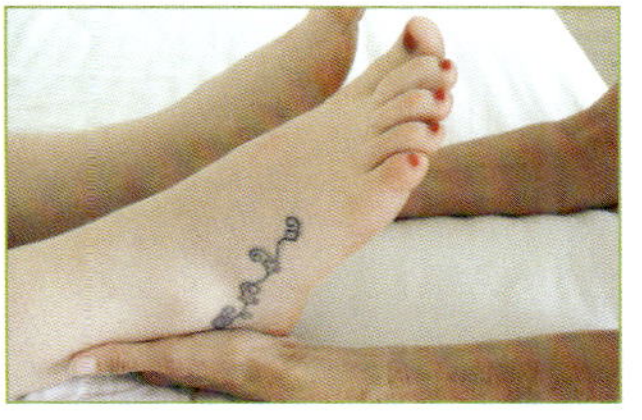

Abbildung 95: Lösung dorsale Fußfaszie

Durch Annäherung der ventralen und dorsalen Fußfaszien werden diese gelöst.

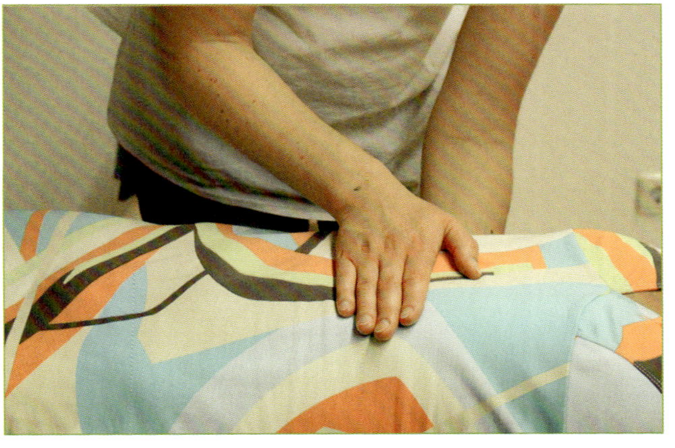

Abbildung 96: Lösung untere Thoraxfaszie

Zur Lösung der unteren Thoraxfaszie legt der Therapeut die kraniale Hand auf den thorakolumbalen Übergang, während die kaudale Hand ventral subdiaphragmal liegt und den Faszien folgt.

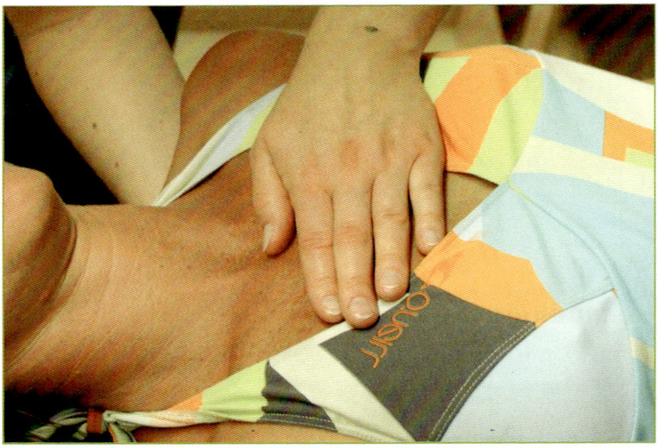

Abbildung 97:
Lösung obere Thoraxfaszie

Ausführung

Zur Lösung der oberen Thoraxfaszie legt der Therapeut die kraniale Hand auf den zervikothorakalen Übergang und die kaudale Hand auf das kraniale Brustbein und löst die Faszie.

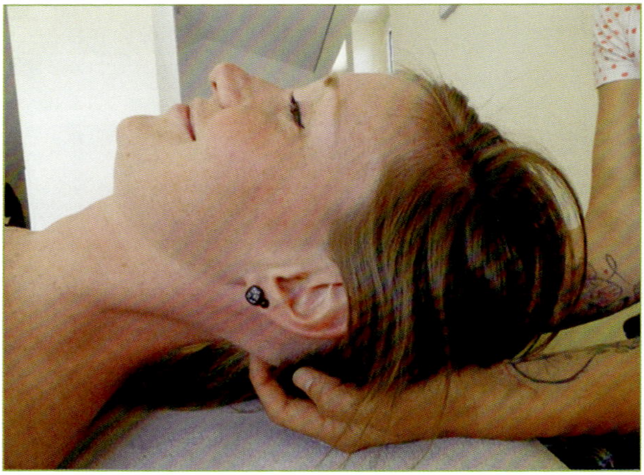

Abbildung 98:
Lösung hochzervikale Halsfaszie

Zur Lösung der hochzervikalen Faszie wird der atlanto-zervikale Übergang gelöst.

Ausführung

Der Therapeut stellt die Fingerkuppen 2-4 senkrecht unmittelbar unterhalb des Schädels auf und lässt den Atlas auf seine Finger sinken. Danach führt er leichte „Schwimmbewegungen" durch, indem er zunächst den Atlas rotieren und danach translatieren lässt.

Zur Lösung der kranial-ventralen Halsfaszie wird die Faszie im Bereich der suprahyoidalen Muskulatur gelöst.

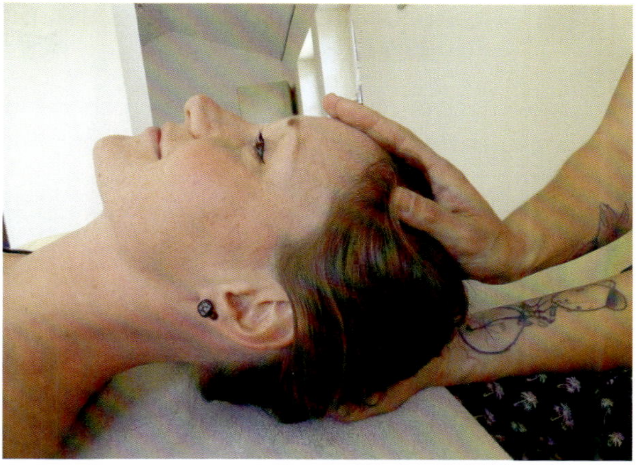

Abbildung 99:
Lösung Kopffaszie

Ausführung Der Therapeut legt die dorsale Hand okzipital und die ventrale Hand parietal-frontal auf und nähert die Kopffaszie an. Variationsmöglichkeit siehe Abb. 30.

Indikation Faszieneinschränkungen, die den Körper in ein Ungleichgewicht bringen

Ausgangsstellung

- **Patient** Rückenlage
- **Therapeut** Im Sitzen

Effekt Lösung der Faszien zur Wiederherstellung des Körpergleichgewichtes

Kontraindikation Faszienrisse

6 Segmentaler/vegetativer Bereich

6.1 Theoretische Grundlagen des vegetativen, somatischen oder viszeralen Nervensystems

Das Nervensystem des menschlichen Körpers besteht aus dem zentralen Nervensystem, bestehend aus Gehirn und Rückenmark, und dem peripheren Nervensystem, bestehend aus Nerven, die Informationen zum Gehirn und vom Gehirn weiter in die Peripherie leiten. In Kombination ermöglichen beide Nervensysteme dem Menschen, auf seine Umwelt zu reagieren. Das vegetative idiotrophe Nervensystem ist ein Teil des peripheren Nervensystems und entscheidend tätig bei unwillkürlich ablaufenden Körperfunktionen. Zu diesen Körperfunktionen zählen die Verdauung, der Stoffwechsel, die Sekretion, der Wasserhaushalt, die Wärmeregulation, der Kreislauf und die Fortpflanzung. Das vegetative Nervensystem wird in Sympathikus und Parasympathikus unterschieden, wobei eine klare makroskopische Unterscheidung nur im Rumpfteil möglich ist. Weiter peripher entstehen eigene Strukturbereiche, wie z.B. im Magen-Darmbereich, dem so genannten enterischen Nervensystem.

Der Sympathikus bewirkt insgesamt eine Leistungssteigerung des Organismus, z.B. durch Erhöhung der Herzfrequenz und des Blutdrucks, der Speichelfluss wird gehemmt. Der Parasympathikus sorgt für Ruhe, Erholung und Verdauung mit Aktivierung der Speicheldrüsen. Vom Hypothalamus ziehen die Neurone des Sympathikus zu den Seitenhörnern des Rückenmarks von TH 3 – L 3. Im Bereich der Brustwirbelsäule liegen die Grenzstrangganglien ventral vor den Rippenköpfchen.

Der Parasympathikus ist zum größten Teil durch den Gehirnnerv, den N. vagus, repräsentiert, ist aber auch im kranio-sakralen Bereich lokalisiert.

Über den Sitz des Sympathikus und Parasympathikus kann der Therapeut einen Einfluss auf das vegetative Nervensystem nehmen, indem er thorakal, lumbal und kostal den Sympathikus behandelt und kranio-sakral den Parasympathikus anspricht.

Die nachstehenden Techniken tragen zum Gleichgewicht im vegetativen Nervensystem bei und üben einen harmonisierenden Einfluss auf den Bewegungsapparat aus.

6.2 Manualtechnisches Behandlungsprogramm der vegetativen Schaltstellen im kranio-sakralen Bereich (Parasympathikus)

6.2.1 Mobilisierung des atlanto-kranialen Überganges durch Lösung der kurzen Nackenmuskeln im Hinterhauptbereich

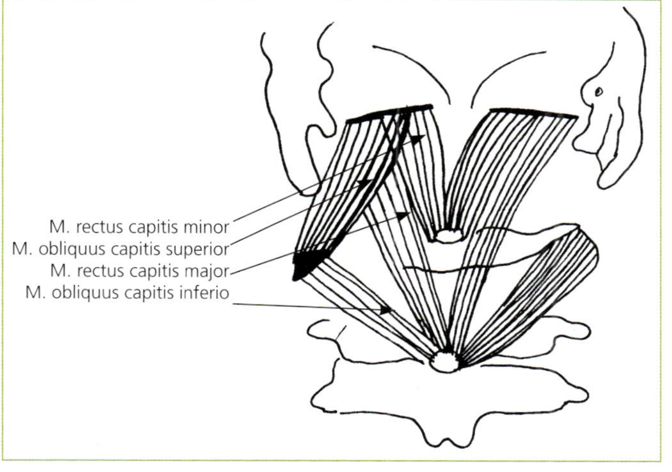

Abbildung 100: Anatomie der kurzen Nackenmuskeln (vgl. Platzer, 1984, S. 77)

Anatomie	M. rectus capitis minor	Ursprung: Atlas Ansatz: Linea nuchalis inferior
	M. rectus capitis major	Ursprung: Dornfortsatz des Axis Ansatz: Linea nuchalis inferior
	M. obliquus capitis inferior	Ursprung: Dornfortsatz des Axis Ansatz: Massa lateralis Atlas
	M. obliquus capitis superior	Ursprung: Massa lateralis Atlas Ansatz: Linea nuchalis inferior

Funktion

Die Mm. rectus capitis dienen bei beidseitiger Innervation zur Kopfstreckung, da sie sehr weit medial am Kopf ansetzen. Je weiter außen sie ansetzen (der M. rectus capitis major mehr als der M. rectus capitis minor), desto mehr sind sie an einer in die gleiche Richtung gehenden Kontraktion bei einseitiger Innervation beteiligt. Der M. obliquus capitis inferior ist bei einseitiger Innervation ein Rotationsmuskel, der M. obliquus capitis superior ist durch seinen Faserverlauf eher ein Strecker und weniger ein Rotator.

Fehlfunktion

Bei Hypertonie der kurzen Kopfmuskeln blockieren die Kopfgelenke oder sind weniger beweglich. Der Patient hat häufig Kopfschmerzen und das Gefühl, dass „sein Kopf in einer Schraubzwinge sitzt". Vegetative Dysregulationen wie Übelkeit, Schwindel und Mattigkeit oder Hyperaktivismus sind möglich; die Augen können sich verschlechtern. Zum Teil haben Säuglinge schon das KISS-Syndrom, Kopfgelenkinduzierte Symmetriestörung nach Zangengeburten oder Notkaiserschnitten.

Untersuchung & Behandlung

Zunächst wird der atlanto-okzipitale Übergang untersucht und behandelt (siehe Mobilisierung Atlantookzipitalgelenk). Im Anschluss daran werden die noch vorhandenen Restspannungen durch gezielten Druck auf den Muskelbauch gelöst.

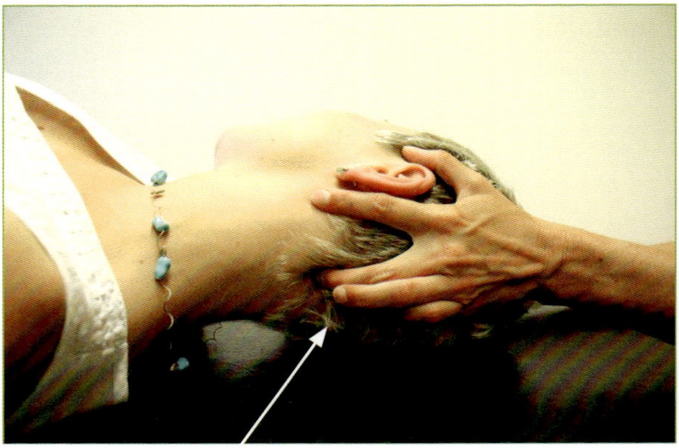

Abbildung 101: Therapie des M. rectus capitis major

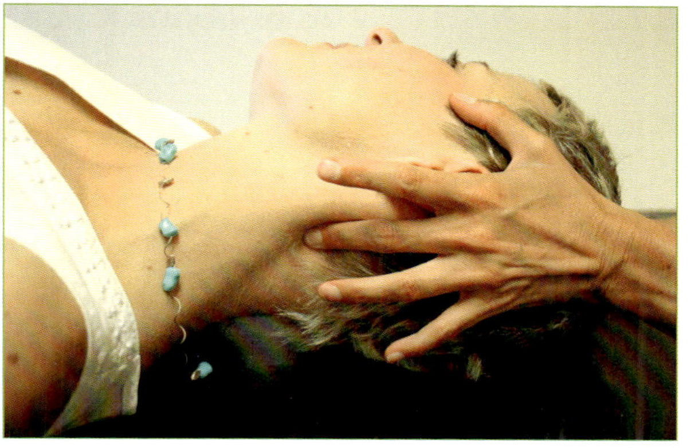

Abbildung 102:
Therapie des
M. obliquus capitis inferior

Indikation

Bewegungseinschränkungen des atlanto-okzipitalen Überganges und daraus resultierende vegetative Störungen, Schwindel, häufig auftretende Kopfschmerzen, die von hinten hochstrahlen, Bewegungseinschränkung der oberen Halswirbelsäule, Rotations- bzw. Seitwärtsneigungsfehlstellung, die im Sichtbefund diagnostiziert wurden und Einfluss auf die Innervation von Larynx und Zwerchfell haben

Ausgangsstellung

- **Patient** Rückenlage
- **Therapeut** Im Sitzen

Ausführung

Druckpunktmassage auf dem Muskelbauch, bis die Spannung sich löst. Der Kopf wird leicht zu der zu behandelnden Seite gedreht.

Effekt

Verbesserung der Beweglichkeit der Halswirbelsäule, Nachlassen der vegetativen Symptome und der Kopfschmerzen, verbesserte Biomechanik der nächst angrenzenden Gelenke wie Zungenbein, Kehlkopf und Kiefergelenk

Kontraindikation

Bei Gefahr der intrakranialen Blutung, z.B. nach Apoplex, Schädelbasisfraktur, Instabilität der Bänder des Atlantookzipitalgelenkes, akutes Schleudertrauma oder Densfraktur

6.2.2 Atlas-/Axismobilisation

Anatomie

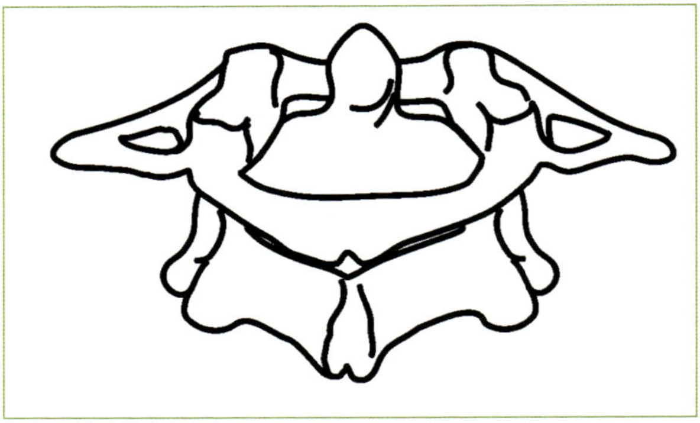

Abbildung 103: Atlas/Axis

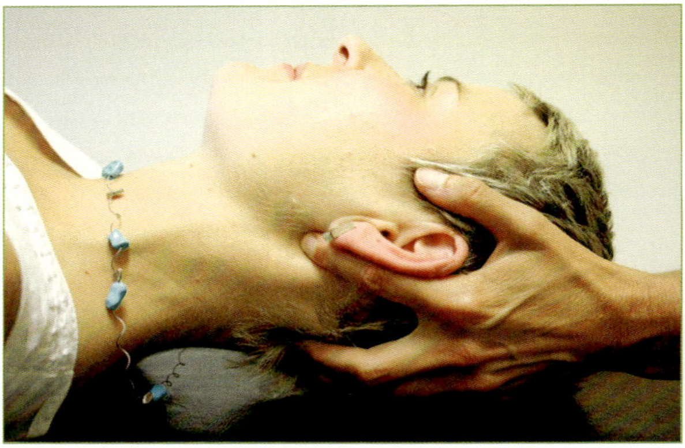

Abbildung 104: Atlas-/Axismobilisation

Funktion
Das Gelenk zwischen Atlas und Axis dient der hochzervikalen Rotation.

Fehlfunktion
Die Drehung des Kopfes ist bei einer Blockierung stark eingeschränkt und die angrenzenden Gelenkpartner müssen die Blockierung kompensieren.

Untersuchung
Die Untersuchung findet zum einen durch einen Funktionsbefund statt, zum anderen palpatorisch.

Indikation
Bei hochzervikalen Gelenkblockierungen, vegetativen Symptomen und Schluck- bzw. Stimmstörungen

Ausgangsstellung
- **Patient**: Rückenlage
- **Therapeut**: Im Sitzen

Ausführung	Der Therapeut fixiert die Querfortsätze des ersten Halswirbels (Atlas) mit den Zeigefingern und das Hinterhaupt (Occiput) mit Mittel- und Ringfinger und gibt leichten Zug nach kranial, bis sich die Gewebsstrukturen und Gelenkflächen vom Atlas gegenüber dem Axis lösen (vgl. hierzu van Caille, 1995).
Effekt	Verbesserte Beweglichkeit
Kontraindikation	Genickbruch, Frakturen im Atlas-/Axisbereich, Durchblutungsstörungen zervikal oder zerebral

6.2.3 Mobilisierung des lumbosakralen und sakroiliakalen Überganges

Anatomie

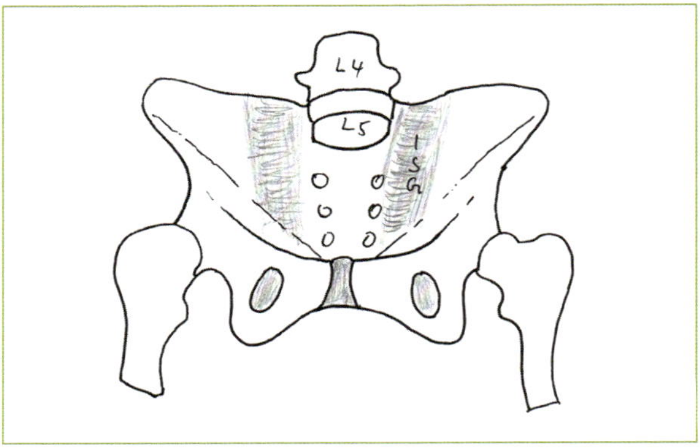

Abbildung 105:
Anatomie des lumbosakralen und sakroiliakalen Überganges (vgl. van Caille, 1995 und Sobotta, 1989, S. 73)

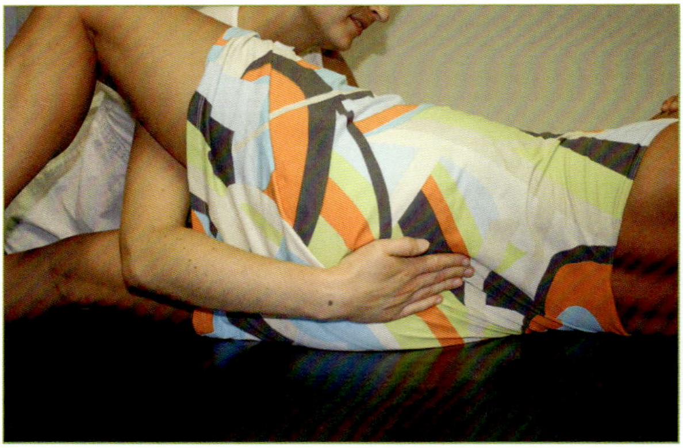

Abbildung 106:
Mobilisation des lumbosakralen Überganges, distaler Griff Kreuzbein (vgl. van Caille, 1995)

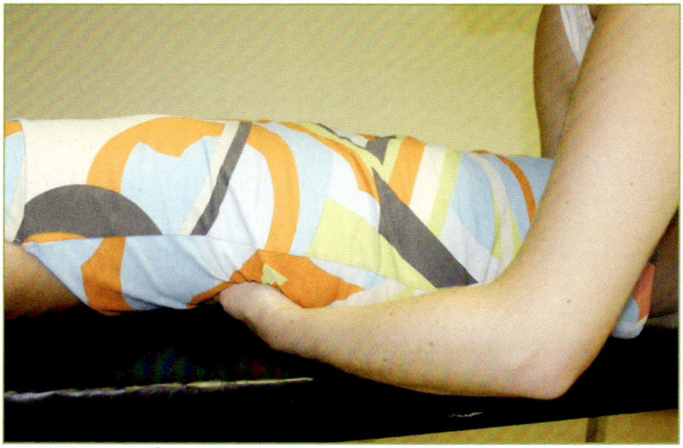

Abbildung 107:
Mobilisation lumbosakraler Übergang

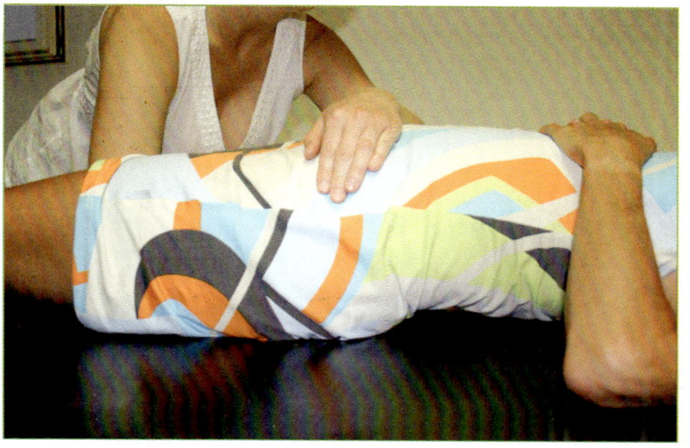

Abbildung 108:
Mobilisation Iliosakralgelenk

Funktion

Dient der Mobilität der Gelenkflächen für Spiel- und Standbeinphase. Bei jedem Schritt findet Bewegung in diesen Gelenken statt.

Fehlfunktion

Blockierungen in diesen Bereichen führen zu Schmerzen und Muskeldystonien bis hin zu sekundär bedingten Bandscheibenvorfällen und Ausstrahlungen in die Beine.

Untersuchung & Behandlung & Ausführung

Des **lumbosakralen Überganges:** Die distale Hand liegt mit der Handfläche nach oben unter dem Kreuzbein, die Fingerspitzen sind nach kranial gerichtet. Der Ellenbogen hat Kontakt zur Liege. Die proximale Hand wird seitlich unter die Lendenwirbelsäule gelegt, entweder als Faust oder der Mittelfinger fixiert den 5. Lendenwirbelkörperdornfortsatz nach ventral, Richtung Bauch. Die distale Hand gibt leichten Zug nach kaudal, bei Entspannung des Gewebes wird die Bewegungsgrenze erweitert (Abb. 107).

Des Iliosakralgelenkes: Die distale Hand liegt nach wie vor unter dem Kreuzbein, der kraniale Arm berührt mit dem Ellenbogen die vordere Beckenschaufel, während die kraniale Hand die andere vordere Beckenschaufel berührt. Ellenbogen und Hand geben leichten Druck auf beide Beckenschaufeln nach innen, sodass sich hinten die Iliosakralgelenke leicht separieren (öffnen) und das Kreuzbein nach dorsal gleiten kann (Abb. 108).

Indikation	Fehlstellung des Beckens und Bewegungseinschränkung der Lendenwirbelsäule, was sich nach oben bis zur Halswirbelsäule und den Kopfgelenken auswirken kann. Vegetative Störungen durch Überwiegen des Parasympathikus.
Ausgangsstellung	
▶ **Patient**	Rückenlage
▶ **Therapeut**	Im Sitzen
Effekt	Bewegungsverbesserung und gutes Ineinandergreifen der Gesamtwirbelsäulenmechanik und Körperhaltung
Kontraindikation	Vorsicht bei akuten Bandscheibenvorfällen LWK 4/5, LWK 5/S1, frischen Frakturen, Schwangerschaften, Beckenkarzinomen

6.3 Manualtechnisches Behandlungsprogramm der vegetativen Schaltstellen im thorakal-lumbal-kostalen Bereich (Sympathikus)

6.3.1 Mobilisation der Wirbelsäule

Die Brustwirbelsäulenbeweglichkeit steht im unmittelbaren Zusammenhang mit einer physiologischen Lungenfunktion (Erweiterung der Lunge über den Sympathikus), beweglichen Zwischenrippenmuskeln, beweglichen Rippengelenken, guter Gesamtstatik und einer guten Innervation des Zwerchfells.

Die Halswirbelsäulenbeweglichkeit ergibt eine physiologische Innervation des Zwerchfells, des Larynx und der Armmuskulatur.

Die mobile Lendenwirbelsäule ist Ankerplatz für das crus sinistra und crus dextra des Zwerchfells und trägt den Thorax.

Es bleibt daher festzuhalten: Ohne Wirbelsäulenbeweglichkeit kann keine gute Atmung und Stimmtätigkeit erfolgen. Deshalb folgen Informationen zur Wirbelsäule und einige Beispiele zu sanften Therapiemöglichkeiten, um im Anschluss daran Resonanz- und Tonübungen im Bereich der Wirbelsäule/des Thoraxes durchzuführen.

Die Wirbelsäule ist in sich unterschiedlich beweglich durch die Position der Facettgelenke, die die Wirbel miteinander verbinden und Bewegungsfähigkeit untereinander ermöglichen.

Die Lendenwirbelsäule ist wenig beweglich in der Rotation, die Brustwirbelsäule hat bereits mehr Rotationsfähigkeit und die Halswirbelsäule ist ein exzellenter Rotator. Gut beweglich ist die Brust- und Halswirbelsäule in Bezug auf Beugung, Streckung und Seitwärtsneigung. Der erste und der zweite Halswirbel rotieren sehr gut um den Dens Axis, und die Kopfgelenke vollziehen die Nickbewegung und Seitwärtsneigung hochzervikal. Blockierungen der Halswirbelsäule treten häufig sekundär auf, sodass die Ursache entweder in Bewegungsverlusten in der Brustwirbelsäule oder im Kieferbereich zu suchen ist (siehe S. 38 ff, Störungsketten).

Bei Blockierungen in der Halswirbelsäule kann es beim Patienten zu Schmerzen im Kopf- und Halsbereich, zu vertebro-labyrinthären, zentral vestibulären

(Schwindel), vertebro-kochlearen Symptomen kommen (Hörsturz/„akustischer Unfall"). Eventuell klagt der Patient über ein Globusgefühl oder erkrankt an einer funktionellen Dysphonie.

6.3.2 Therapie der Lendenwirbelsäule und Brustwirbelsäule

Anatomie

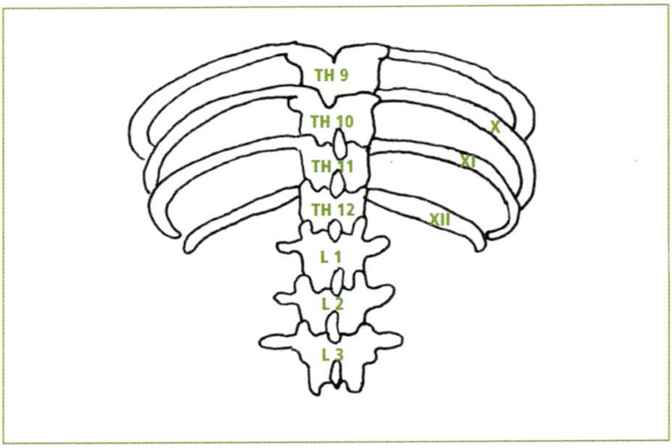

Abbildung 109: Anatomie des thorakolumbalen Überganges (vgl. Sobotta, 1989, S. 87)

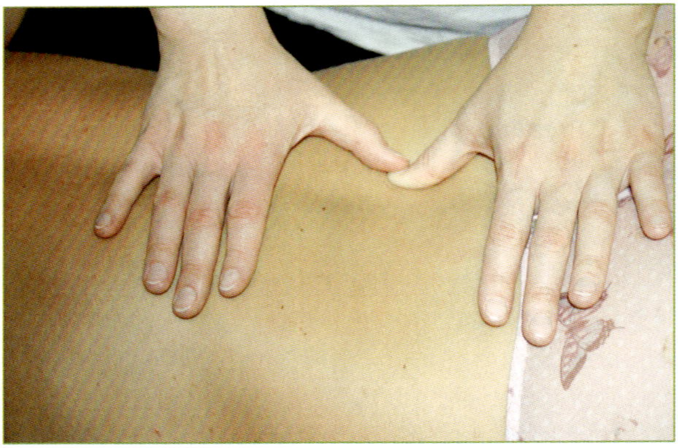

Abbildung 110: Bewegungstest Lendenwirbelsäule (vgl. Peters, 1995)

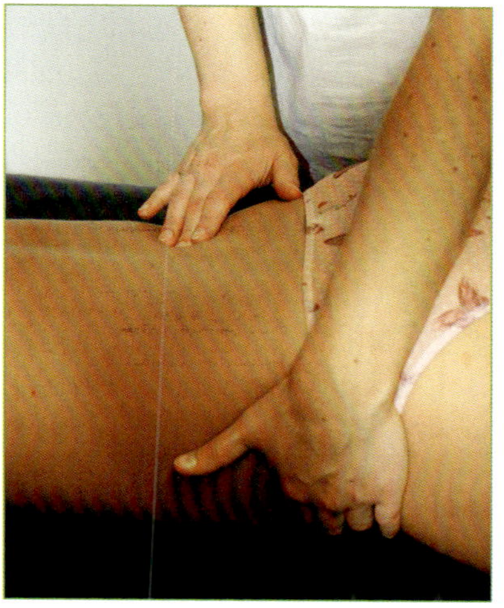

Abbildung 111:
Mobilisation Lendenwirbelsäule

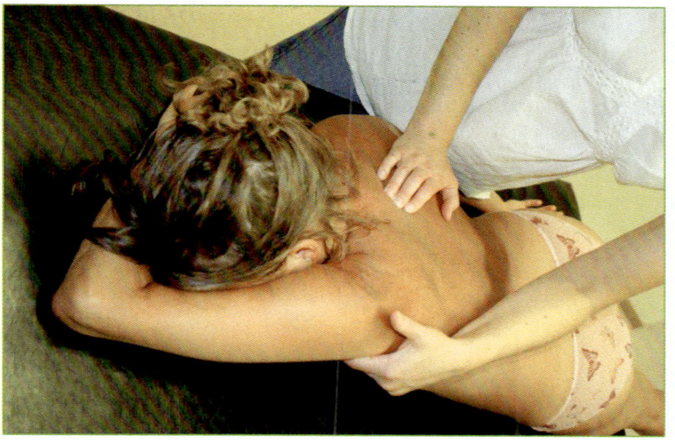

Abbildung 112:
Mobilisation Brustwirbelsäule

Fehlfunktion

Bei Blockierungen in der Lendenwirbelsäule kommt es zu Bewegungsdefiziten im Bereich des Zwerchfellansatzes, die Bandscheiben können einseitig abgenutzt werden, Auswirkungen auf die Hüftgelenke als nächst angrenzende Gelenkpartner sind möglich; in die Lendenwirbelsäule, Bauchraum und Beine ausstrahlende Schmerzen können entstehen.
Bei Blockierungen der Brustwirbelsäule kommt es zur schlechten Durchblutung des Thoraxes, inklusive Lunge und Herz, sowie des Zwerchfells und der Oberbauchorgane, wie Magen, Leber, Gallenblase und Dünndarm.

Untersuchung & Behandlung

Zunächst erfolgt ein Bewegungsbefund über Beugung/Streckung, Seitwärtsneigung und Rotation. Bei Einschränkungen erfolgt ein palpatorischer Befund, der Auskunft über die blockierten Wirbel gibt.

Indikation

Bewegungsverlust und Schmerzen, veränderte Bauchatmung

Ausgangsstellung

- **Patient**: Bauchlage, der Kopf zur kontralateralen Seite gedreht
- **Therapeut**: Im Stehen

Ausführung

Der Therapeut ertastet die Wirbel, die nicht so gut beweglich sind. Der Therapeut fühlt seitlich der Dornfortsätze mit der kranialen Hand und dreht mit der distalen Hand das Becken des Patienten mit Griff unter den vorderen Beckenkamm bis zu der Höhe seiner kranialen Hand. Dabei spürt er, ob sich der entsprechende Wirbeldornfortsatz auf seinen Finger zubewegt.

In dieser Position hält der Therapeut das Becken des Patienten für 2-3 Minuten und geht dann ganz langsam wieder zurück.

Im Bereich der Brustwirbelsäule dreht der Therapeut die Wirbelsäule von der Achsel des Patienten aus. Dabei liegt der kontralaterale Arm des Patienten nach oben und die Stirn des Patienten in dessen Ellenbeuge.

Effekt

Durch die durch das Becken eingeleitete Rotation soll der entsprechend blockierte Wirbel in seiner Blockierungsrichtung abgeholt werden, um dann auch in die andere Bewegungsrichtung schwingen zu können.

Kontraindikation

Akute Querschnittlähmungen, frische Frakturen, karzinogene Prozesse, stark schmerzende, akute Bandscheibenproblematiken

6.3.3 Mobilisation der Brustwirbelsäule bei hartnäckigen Blockierungen – Nur auszuführen nach entsprechender Befähigung!

Indikation, Kontraindikation

Bewegungsverlust, Schmerzen, Atembeschwerden, Lungenerkrankungen

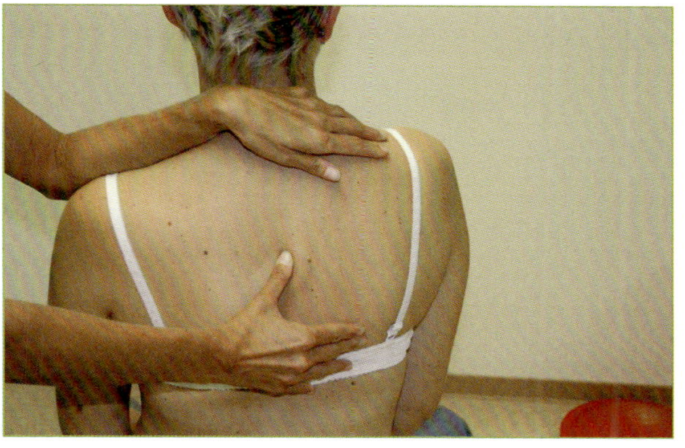

Abbildung 113: Untersuchung

Untersuchung & Behandlung

Die Brustwirbelsäule wird getestet, indem der Therapeut z.B. auf der linken Seite des Patienten steht. Der Therapeut legt dann seine linke Hand auf die rechte Schulter des Patienten und seinen linken Ellenbogen auf die linke Schulter des Patienten und leitet eine leichte Seitwärtsbewegung nach links ein. Mit seiner rechten Hand überprüft der Therapeut, wie weit der Dornfortsatz nach rechts rotiert, bzw. der Wirbel nach links rotiert. Bei Bewegungsverlusten, die sich durch die oben beschriebene Technik in Bauchlage nicht lösen lassen, kann der Therapeut die Wirbel durch die Separation zweier Gelenkpartner lösen.

Ausgangsstellung

- **Patient**: Im Sitzen
- **Therapeut**: Im Stehen unmittelbar hinter dem Patienten, auf dem blockierten Wirbel liegt ein zusammengerolltes Handtuch

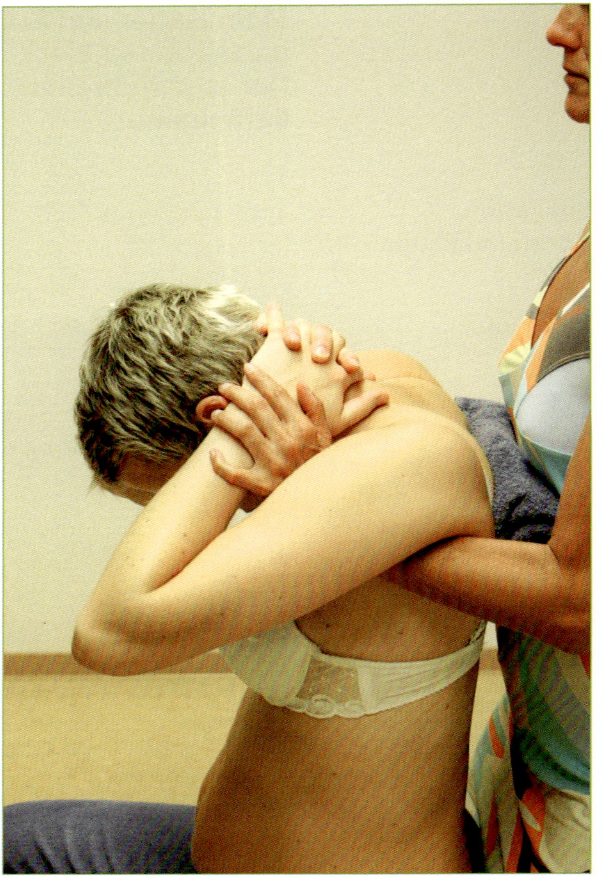

Abbildung 114:
Hochthorakale Mobilisation

Ausführung (vgl. Peters, 1995)

Der Therapeut hebt den Patienten bei dessen Ausatmung an und übt dabei mit seiner eigenen Brust Druck über das Handtuch in Richtung Läsion aus.
Bei einer hohen Brustwirbelsäulenblockierung bis TH 5/6 hat der Patient die Hände hinter dem Kopf verschränkt. Der Therapeut greift durch die Arme des Patienten und fixiert die Hände des Patienten auf dessen Halswirbelsäule. **Achtung:** Die Kopfgelenke des Patienten sollen frei beweglich bleiben.

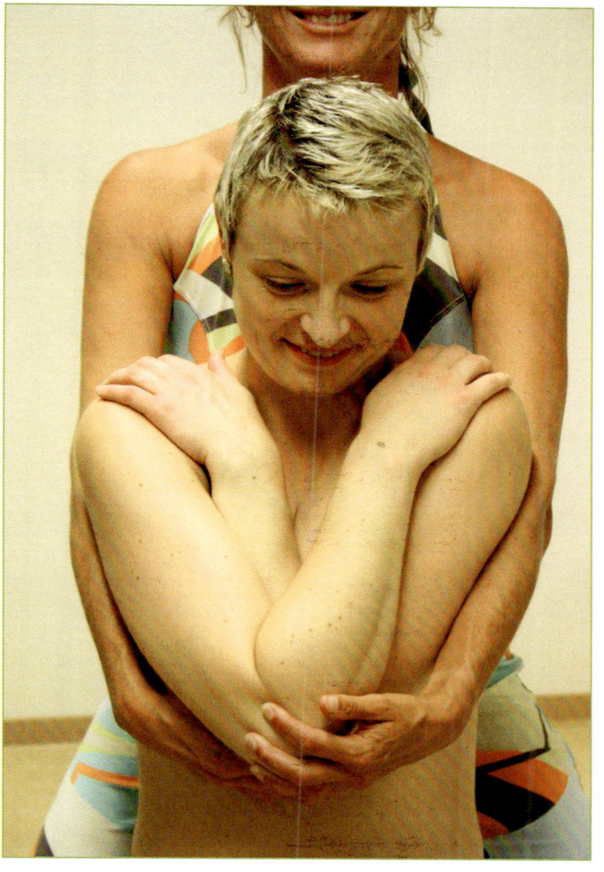

Abbildung 115:
Mittelthorakale Mobilisation

Ausführung

Bei einer Blockierung der mittleren Brustwirbelsäule hat der Patient seine Arme verschränkt.
Der Therapeut greift seitlich über Kreuz auf die Ellenbogen des Patienten und mobilisiert den Wirbel.

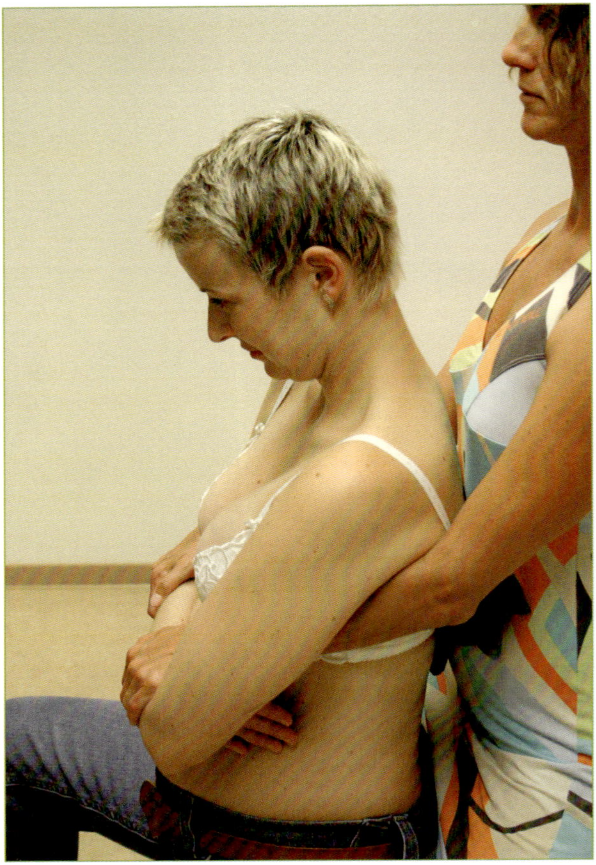

Abbildung 116:
Tiefthorakale Mobilisation

Ausführung

Bei einer tiefen Brustwirbelsäulenläsion hat der Patient die Arme im Sicherheitsgriff, der Therapeut greift durch die Arme des Patienten und liftet ihn.

7 Aktive Übungen bei Hypofunktionalität

Hypofunktionalität bedeutet hier zu wenig Muskelspannung, wie sie bei einigen logopädischen Störungsbildern vorliegt. Myofunktionelle Störungen haben immer einen Anteil an hyper- und auch hypofunktionellen Muskeln. Die funktionellen und organischen Stimmstörungen weisen auch ganz häufig beide Komponenten auf. Fast überall, wo es einen hyperfunktionellen Anteil im Körper gibt, muss der muskuläre Gegenspieler nachgeben und hypofunktionell sein.

Darum sollte nach einer manuellen Therapie zur Entspannung der hyperfunktionellen Anteile immer auch ein aktiver Part zur Kräftigung der hypotonen Strukturen erfolgen. In der Stimmarbeit kann aktiv durch Ton- und Stimmübungen gearbeitet werden, bei den myofunktionellen Störungen sollte neben der aktiven orofazialen Therapie (wie z.B. nach Kittel) auch der gesamte Körpertonus verändert werden, um Spannung bis in den Hals- und in den Gesichtsbereich zu erzielen.

Generell können zu schwache Muskeln isometrisch (durch gezielte Anspannung ohne Bewegung) oder isotonisch (durch Bewegungstraining) trainiert werden. Je nach Kraftzustand des Muskels arbeitet der Patient geführt in die Schwerkraft, parallel zur Schwerkraft, gegen die Schwerkraft oder gegen Widerstand, mit großer oder kleiner Unterstützungsfläche.

Bei sehr schwacher Muskulatur ist eine vom Therapeuten geführte und unterstützte Bewegung mit großer Unterstützungsfläche die effektivste Therapie. Bei bereits sehr starker Muskulatur arbeitet der Patient gegen maximalen Widerstand des Therapeuten und die Unterstützungsfläche wird so weit wie möglich reduziert.

Nachstehend werden einige Übungen für einen verbesserten Gesamtkörpertonus beschrieben, die der Patient nach erfolgter Anleitung auch in sein Eigentrainingsprogramm übernehmen kann.

7.1 Training Rückenmuskulatur

Anatomie

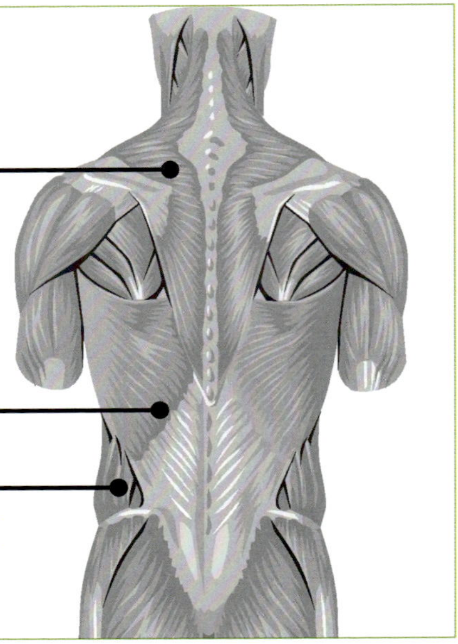

Abbildung 117: Anatomie der oberflächlichen Rückenmuskulatur

Indikation

Zu schwache Rückenmuskulatur, sodass der Patient sich nicht in einer physiologischen Aufrichtung befindet. Die Schultern rollen sich nach vorne ein, die Brustmuskulatur ist stark verkürzt. Der Gesamtkörperschwerpunkt ist nach hinten oder vorne verlagert. Die Einatmung kann in dieser Haltung erschwert sein. Der Patient wirkt kraftlos. Die Gesichtsfarbe ist häufig fahl.

Ausgangsstellung

▶ Patient

Bauchlage, bei schwacher Muskulatur liegen die Arme neben der Hüfte, Handinnenfläche nach unten gedreht; bei stärkerer Muskulatur liegen die Arme in U-Haltung, lang gestreckt neben den Ohren.

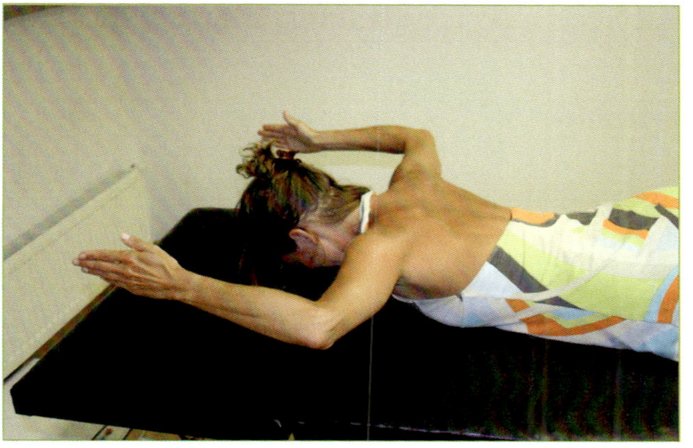

Abbildung 118: Training der Rückenmuskulatur mit kurzem Hebel

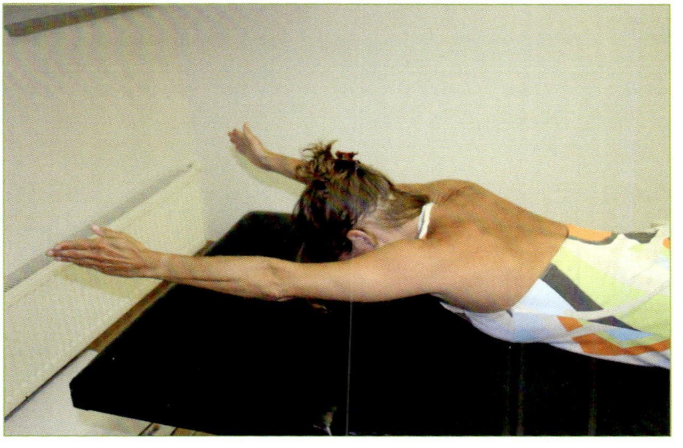

Abbildung 119: Training der Rückenmuskulatur mit langem Hebel

Ausführung

Der Patient hebt die Arme in der beschriebenen Ausgangsstellung an, hält die Spannung acht Sekunden lang und entspannt wieder.

Effekt

Training der Rückenmuskulatur zur verbesserten Aufrichtung

Kontraindikation

Blockierungen der Wirbelsäule, die einen Muskelhartspann im Bereich der Rückenmuskulatur erzeugen. Hier sollte zuerst die Wirbelsäule mobilisiert werden, um die Muskulatur in einen optimalen Trainingszustand zu bringen.

7.2 Training Bauchmuskulatur

Indikation

Zu schwache Bauchmuskeln, dadurch bedingte Fehlhaltung des Beckens und der Lendenwirbelsäule

Ausgangsstellung

▶ Patient

Rückenlage, Beine angebeugt, Arme in U-Haltung

Ausführung

Der Patient beugt ein Bein Richtung Bauch an und hebt das andere Bein leicht vom Boden an. Gleichzeitig versucht er den Bodenkontakt mit der Lendenwirbelsäule beizubehalten und die Arme leicht in die Unterlage zu drücken. Nach acht Sekunden erfolgt eine Pause, danach wird die Übung wiederholt.

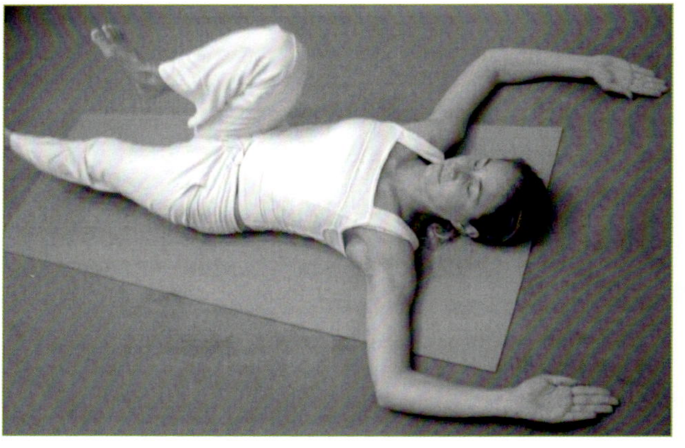

Abbildung 120: Training untere Bauchmuskulatur

Effekt

Die Bauchmuskulatur wird trainiert, die Lendenwirbelsäule und das Becken werden entlastet.

Kontraindikation

Akute Bandscheibenvorfälle, da die Gefahr besteht, dass die vorgeschlagene Ausgangsstellung und Muskelanspannung zu viel Druck auf die geschädigte Bandscheibe bringen.

7.3 Training der gesamten Rumpfmuskulatur

Indikation

Eine physiologische Gesamtkörperspannung ermöglicht dem Patienten schnelle Adaptionsfähigkeit in Alltagssituationen. Die Gelenke und die Organe werden geschützt und gesund erhalten.

Ausgangsstellung

▶ Patient

Bauchlage, aufgestützt auf die Unterarme und die Zehen

Ausführung

Der Patient drückt seinen Körper parallel zur Unterlage in die Höhe. Wenn er viel Kraft besitzt, kann er noch ein Bein vom Boden lösen. Nach acht Sekunden legt er sich langsam wieder ab.

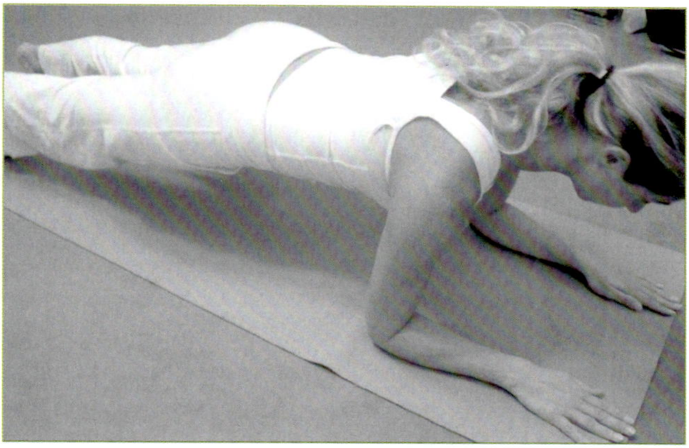

Abbildung 121: Training Rumpfmuskulatur mit großer Unterstützungsfläche

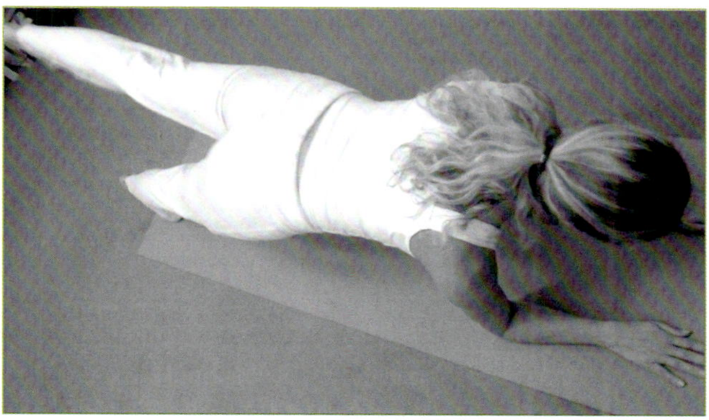

Abbildung 122: Training Rumpfmuskulatur mit kleiner Unterstützungsfläche

Effekt

Training der Arm-, Bein- und Rumpfmuskulatur

Kontraindikation

Hypertonus

7.4 Übung zum Gesamtmuskeltraining

Indikation

Zu schwache Rumpfmuskulatur, um eine gute Haltung zu gewährleisten

Ausgangsstellung

▶ Patient

Der Patient liegt in Seitlage, der Unterarm ist aufgestützt, die Füße liegen übereinander.

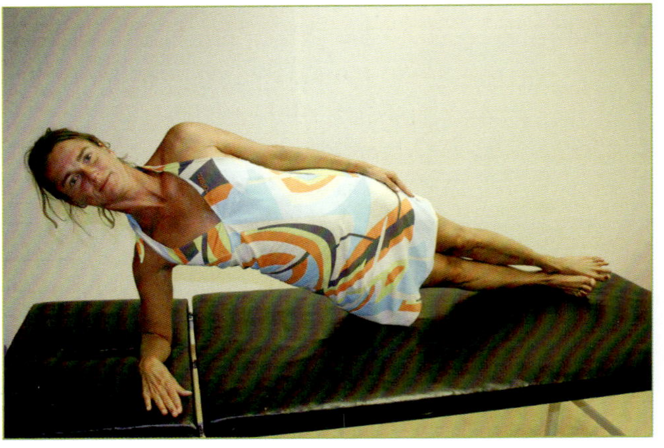

Abbildung 123: Training Rumpfmuskulatur in Seitlage

Ausführung

Der Patient drückt sich auf dem Unterarm und auf dem unten liegenden Fuß hoch und hält die Spannung acht Sekunden. Die oben liegende Schulter soll eine Linie mit dem Thorax bilden.

Effekt

Training der seitlichen Rumpfstabilität

Kontraindikation

Hypertonus

IV Zusammenfassung

In diesem Buch wurde ein manualtechnisches Behandlungsprogramm zur Therapie funktioneller Stimm- und Schluckstörungen entwickelt. Es resultiert aus der Zusammenführung physiotherapeutischer Methoden und sprechwissenschaftlicher Erkenntnisse. War die Stimmtherapie des Sprecherziehers, Logopäden und der angrenzenden Berufe früher geprägt von „berührungsfreien" Methoden, so ermutigt dieses Buch den Leser „Körperkontakt" mit den Patienten aufzunehmen.

Eingebettet in ein Gesamttherapiekonzept erweitern manualtechnische Entspannungs- und Mobilisierungsmethoden der atem-, artikulations-, stimm- und schluckgebenden Organe und des Haltungsapparates die Möglichkeiten im Bereich der Diagnostik und der Behandlung von funktionellen Dysphonien. Die gezielte, lokale Behandlung zur Regulation des Hypertonus, bei der allgemeine, indirekte Techniken, wie z.B. Entspannungstechniken nicht mehr ausreichen, hilft, unnötige medikamentöse oder chirurgische Eingriffe zu vermeiden und eine Verbesserung der stimmlichen Leistungsfähigkeit und des Stimmklanges zu erzielen.

In der Therapie mit Patienten, die an Sprach- und Sprechstörungen oder an Stimmstörungen leiden, die ursächlich nicht im funktionellen, sondern im organischen oder psychogenen Bereich liegen, kann die Manuelle Stimmtherapie ebenfalls positive Wirkung zeigen. Vor Beginn der Therapie muss zunächst eine Absprache mit den behandelnden Ärzten evtl. auch Psychologen getroffen und die Indikation überprüft werden, d.h., es muss getestet werden, ob Einschränkungen der stimmgebenden Organe vorliegen.

Erfahrungen im Berufsalltag der mit der MST vertrauten Therapeuten haben gezeigt, dass die MST bei

- Organischen und Psychogenen Stimmstörungen,
- Myofunktionellen Erkrankungen,
- Schluckstörungen,
- Artikulationsstörungen,
- Fehlatmung, z.B. bei Stotterern, Lungenerkrankten sowie
- Post-Operation, z.B. nach Teilresektionen; Schilddrüsen-Operationen

eine wertvolle Ergänzung zu den bereits existierenden Therapieformen ist.

So kann die Manuelle Stimmtherapie als allgemeine Therapieform gelten, die es bei der ganzheitlichen Betreuung des Patienten zu berücksichtigen gilt.

V Literaturverzeichnis

Angsuwarangsee, T. & Morrison, D. (2002). Extrinsic laryngeal muscular tension in patients with voice disorders. In: Journal of Voice Volume 16, Issue 3: 333-343.

Aronson, A. E. (1990). Clinical Voice Disorder. New York: Thieme Inc.

Balser-Eberle, V. (1976). Sprechtechnisches Übungsbuch. Wien: Österreichischer Bundesverlag.

Barral, J.-P. & Mercier, P. (2005). Lehrbuch der Viszeralen Osteopathie. Bd 1. München: Urban & Fischer.

Barlow, W. (2008). Alexander-Technik. Gesundheit und Lebensqualität durch richtigen Gebrauch des Körpers. Darmstadt: Schirmer-Verlag.

Beck, J. D. (1967). Über funktionell hypokinetische Stimmstörungen. Dissertation: München.

Böhme, G. (1997). Sprach-, Sprech-, Stimm- und Schluckstörungen. Bd. 1: Klinik. Stuttgart: Gustav-Fischer-Verlag.

Brils, H. (1991). Lehrveranstaltung Cyriax Manuelle Therapie. Institut für Cyriax, Schopfloch.

Broich, I. (1992). Sprache, Mundraum, Seele. Heidelberg: Hüthig Verlag.

Brügge, W. & Mohs, K. (1996). Therapie funktioneller Stimmstörungen. Übungssammlung zu Körper, Atem, Stimme. München: Ernst Reinhardt Verlag.

Buck, M., Beckers, D. & Adler, S. (2005). PNF in der Praxis. Berlin: Springer.

Coblenzer, H. & Muhar, F. (1994). Atem und Stimme. Anleitung zum guten Sprechen. Wien: Österreichischer Bundesverlag.

Feneis, H. (1988). Anatomisches Bildwörterbuch. Stuttgart: Georg Thieme Verlag.

Fernau-Horn, H. (1954). Zur Übungsbehandlung funktioneller Stimmstörungen. Folia Phon. Bd. 6.

Fogel, A. (2013). Selbstwahrnehmung und Embodiment in der Körperpsychotherapie. Stuttgart: Schattauer Verlag. 210-237.

Friedrich, G., Fitzek, T., Freidl, W. & Egger, J. (1993). Screening psychogener Faktoren bei funktionellen Dysphonien. In: HNO, 41: 564-570.

Grohnfeldt, M. (Hrsg.) (1994). Stimmstörungen. Handbuch der Sprachtherapie. Bd. 7. Berlin: Edition Marhold.

Gundermann, H. (1994). Phänomen Stimme. München: Ernst Reinhardt Verlag.

Gundermann, H. (1987). Aktuelle Probleme der Stimmtherapie. Stuttgart: Gustav Fischer Verlag.

Habermann, G. (1986). Stimme und Sprache. Stuttgart: Georg Thieme Verlag.

Hammann, C. (1994). Der stimmige Lehrer – Der schweigende Pädagoge. Dissertation: Fachgebiet Sprachheilpädagogik, Köln.

Heidmann, M. Die PNF-Pattern. In: R. Horst (Hrsg.) (2008). PNF – Therapiekonzepte in der Physiotherapie. Stuttgart: Georg Thieme Verlag (29).

Honda, K., Hirai, H., Masaki, S. & Shimada, Y. (1999). Role of vertical larynx movement and cervical lordosis in F0 control. In: Lang Speech (42): 401-411.

Hülse, M. (1991). Die vertebragene Komponente bei der hyperfunktionellen Dysphonie. In: H. Gundermann (Hrsg.), Die Krankheit der Stimme – die Stimme der Krankheit. Stuttgart: Gustav Fischer Verlag.

Iwarsson, J. & Sundberg, J. (1998). Effects of lung volume on vertical larynx position during phonation. In: Journal of Voice, 159-165.

Jacobson, B., Johnson, A., Grywalski, C., Silbergleit, A., Jacobson, G., Benninger, M. & Newman, C. (1997). The Voice Handicap Index (VHI): Development and validation. In: Am J Speech Lang Pathol, S. 66-70.

Jankovic, J. & Hallet, M. (1994). Therapy with botulinum toxin. New York: Dekker.

Kahle, W. (1984). Taschenatlas der Anatomie. Bd. 3: Nervensystem und Sinnesorgane. Stuttgart: Georg Thieme Verlag.

Kittel, A. ([11]2014). Myofunktionelle Störungen. Idstein: Schulz-Kirchner Verlag.

Kooijman, P., de Jong, F., Oudes, M., Huinck, W., van Acht, H. & Graamans, K. (2005). Muscular Tension and Body Posture in Relation to Voice Handicap and Voice Quality in Teachers with Persistent Voice Complaints. In: Folia Phoniatrica et Logopaedica: 57: 134-147.

Koufman, J. A. (2007). Differentiation of adductor-type spasmodic dysphonia from muscle tension dysphonia by spectral analysis. In: Otolaryngol Head Neck Surg. Oct; 137 (4): 576-81.

Koufman, J. A. & Isaacson, G. (Hrsg.) (1991). Voice Disorders. The otolaryngologic clinics of North America. Philadelphia: Saunders.

Koufman, J. A. (Internet). Diagnostic approach to the patient with a voice disorder.

Koufman, J. A. (Internet). What are voice disorders and who gets them?

Koufman, J. A. (Internet). An overview of spasmodic dysphonia.

Krumbach, G. (1987). Psychologische Befunde bei funktionellen Dysphonien. In: H. Gundermann (Hrsg.), Aktuelle Probleme der Stimmtherapie. Stuttgart: Gustav Fischer Verlag.

Lang, A. & Saatweber, M. ([2]2011). Stimme und Atmung – Kernbegriffe und Methoden des Konzeptes Schlaffhorst-Andersen und ihre anatomisch-physiologische Erklärung. Idstein: Schulz-Kirchner Verlag.

Lehnert, B., Schlasze, H., Siebertz, S. & Neuschaefer-Rube, C. (2010). Entspannung als Wirkfaktor in der manuellen Stimmbehandlung. (D. G. V., Hrsg.) Von 27. Wissenschaftliche Jahrestagung der Deutschen Gesellschaft für Phoniatrie und Pädaudiologie e. V.: http://www.egms.de/static/de/meetings/dgpp2010/10dgpp47.shtml abgerufen.

Leonhardt, H. (1991). Taschenatlas der Anatomie, Innere Organe. Stuttgart: Georg Thieme Verlag.

Leutert, G. (1994). Systematische und funktionelle Anatomie des Menschen für medizinische Assistenzberufe. Berlin: Ullstein Mosby Verlag.

Levine, Peter A. ([5]2011). Sprache ohne Worte: Wie unser Körper Trauma verarbeitet und uns in die innere Balance zurückführt. München: Kösel Verlag.

Lieberman, J. (1998). Principles and techniques of manual therapy: applications in the management of dysphonia. In: T. Harris, S. Harris, J. Rubin & D. Howard. The Voice Clinic Handbook. London: Whurr Publishers Ltd. (91-138).

Lierde, V. & al. (2010). Treatment of Muscle Tension Dysphonia: A Comparison of Two Treatment Techniques by Means of an Objective Multiparameter Approach. In: Journal of voice (24): 294-301.

Lodes, H. (1985). Atme richtig. Der Schlüssel zu Gesundheit und Ausgeglichenheit. München: Goldmann Verlag.

Mans, E. J. (1993). Indikationen zur psychotherapeutischen Behandlung bei funktionellen Dysphonien. In: HNO, 41: 371-379.

Münch, G. (1997). Manuelle Stimmtherapie, eine Therapie, die berührt. Universität Regensburg, Bayern.

Münch, G. (2012). Eine Fragebogenstudie zur Erhebung der therapeutischen Anwendung des Konzeptes der Manuellen Stimmtherapie in Bezug auf die Entwicklung der Manuellen Therapie im Phoniatrisch-logopädischen Bereich. Unveröffentlicht.

Münch, G. (2013). Manuelle Stimmtherapie in Praxis und Klinik. In: Forum Logopädie, 4 (27): 24-28.

Myers, Th. (2010). Anatomy Trains, Myofasziale Leitbahnen. München: Elsevier GmbH, Urban & Fischer Verlag.

National Institutes of Health Consesus Development Clinical use of botulinum toxin, Conference Statement. Internet: www.ncbi.nlm.nih.gov/ NCB/Literature

Nelson, S., Blades-Zeller, E. & Steinkamp, D. (2004). Feldenkrais für Sänger. Kassel: Gustav-Bosse Verlag.

Neuschaefer-Rube, C. & Klajman, S. (1996). Computergestützte 3D-Phonetographie. In: HNO, 44: 585-589.

Nusser-Müller-Busch, R. (2011). Die Therapie des Facio-Oralen Trakts. Berlin: Springer Verlag.

Oberländer-Gentsch, U. (1994). Psychogene Aphonie. In: M. Grohnfeldt (Hrsg.), Stimmstörungen, Handbuch der Sprachtherapie. Bd. 7. Berlin: Edition Marhold.

Pahn, J. & Pahn, E. (2002). Die Nasalierungsmethode. Rostock: Oehmke.

Parow, J. (1976). Funktionelle Stimmschulung. Stuttgart: Paracelsus.

Peters, L. (1995). Osteopathielehrveranstaltung. International Akademie für Osteopathie (I.A.O.), Belgien.

Platzer, W. (1984). Taschenatlas der Anatomie. Bd. 1: Bewegungsapparat. Stuttgart: Georg Thieme Verlag.

Quarks, (29.01.2013). „Auf der Spur der Faszien", Sendung vom wdr www.wdr.de/tv/quarks/sendungsbeitraege/2013/.../uebersicht_faszien.jsp

Rees, C. J., Blalock, P. D., Kemp, S. E., Halum, S. L. & Koufman, J. A. Differentiation of adductor-type spasmodic dysphonia from muscle tension dysphonia by spectral analysis. In: Otolaryngol Head Neck Surg. 2007 Oct; 137 (4): 576-81.

Rohmert, W. & al. (1987). Grundzüge des funktionellen Stimmtrainings. In: Zeitschrift für Arbeitswissenschaften. Bd. 12: 160-165.

Roy, N., Bless, D. N., Heisey, D. & Ford, C. N. (1997). Manual circumlaryngeal therapy for functional dysphonia: an evaluation of short and long-term treatment outcomes. In: Journal of voice, 11: 321-331.

Roy, N., Ford, C. N. & Bless, D. N. (1996). The role of manual laryngeal tension reduction in diagnosis and management. In: Annals of otology, rhinology and laryngology, 105 (11): 851-856.

Roy, N., Nissen, S., Dromey, C. & Sapir, S. (2009). Articulatory changes in muscle tension dysphonia: evidence of vowel space expansion following manual circumlaryngeal therapy. In: Journal of communication disorders, 42 (2): 124-135.

Saatweber, M. (2004). Einführung in die Arbeitsweise Schlaffhorst-Andersen. Atmung, Stimme, Sprache, Haltung und Bewegung in ihren Wechselwirkungen. Idstein: Schulz-Kirchner Verlag.

Schlaffhorst, C. & Andersen, H. (1928). Atmung und Stimme. Wolfenbüttel: Möseler.

Seifert, K. (1982). Zur Bedeutung der Manuellen Medizin für die Hals-Nasen-Ohren-Heilkunde, Ein Beispiel: Die Zungenbeintendopathie. In: HNO, 30: 431-439.

Smith, S. & Thyme, K. (1980). Die Akzentmethode. Flensburg: Spezialpädagogischer Verlag.

Sobotta (1989). Atlas of Human Anatomy. München: Urban & Schwarzenberg.

Sopko, J. (1987). Morphologische Kehlkopfveränderungen bei funktioneller Dysphonie. In: H. Gundermann (Hrsg.), Aktuelle Probleme der Stimmtherapie. Stuttgart: Gustav Fischer Verlag.

Spiecker-Henke, M. (1997). Leitlinien der Stimmtherapie. Stuttgart: Thieme.

Stelzig, G. (1994). Stationäre Stimmtherapie. In: M. Grohnfeld (Hrsg.), Stimmstörungen, Handbuch der Sprachtherapie. Bd. 7. Berlin: Edition Marhold.

Thyme-Frøkjær, K. & Frøkjær-Jensen, B. (2011). Die Akzentmethode in Theorie und Praxis. Idstein: Schulz-Kirchner Verlag.

Trojan, F. (1982). Die Generatoren des stimmlichen Ausdrucks. In: K. R. Scherer (Hrsg.), Vokale Kommunikation: Nonverbale Aspekte des Sprachverhaltens. Weinheim: Beltz.

Van Caille, Ph. (1995). Osteopathielehrveranstaltung. Internationale Akademie für Osteopathie (I.A.O.), Belgien.

Wendler, J., Seidner, W., Kittel, G. & Eysholdt, U. (1996). Lehrbuch der Phoniatrie und Pädaudiologie. Stuttgart: Georg Thieme Verlag.

Wirth, G. (1991). Stimmstörungen. Köln: Deutscher Ärzte-Verlag.

Wolf, E. & Aderhold, E. (1990). Sprecherzieherisches Übungsbuch. Wilhemshaven: Noetzel.

Wuyts, F., De Bodt, M., Remacle, M., Millet, B., Raes, J., & Van De Heyning, P. (2000). The Dysphonia Severity Index: An objective measure of vocal quality based on a multiparameter approach. Journal of Speech, Language and Hearing Research, 43: 796-809.

VI Abbildungsverzeichnis

VII Wichtige Fachtermini

Abduktion:	Abspreizen des Gelenkes
Adaptation:	Anpassung
adenoid:	drüsenähnlich
Angulus mandibulae:	Kieferwinkel
Arthron:	kleinste Bewegungseinheit eines Gelenkes
atlanto-okzipitaler Übergang:	Kopfgelenke
Atlantookzipitalgelenk:	Gelenk zwischen 1. Halswirbel und einem Hirnschädelknochen
Atlas:	oberster Halswirbel
Außenrotation:	Drehung nach außen
Axis:	zweiter Halswirbel
Cartilago cricoidea:	Ringknorpel
Cartilago thyroidea:	Schildknorpel
Corpus sterni:	Brustbeinkörper
Costa:	Rippe
cranial:	siehe kranial
Crus:	„Fuß" des Zwerchfells
Dekompensation:	der Körper reagiert unphysiologisch auf eine Läsion
Dekompression:	Gelenkflächen separieren
Densfraktur:	Druck des „Zahns" des zweiten Halswirbels
Dermatom:	neurologische Hautzuordnung
dextra:	rechts
Discus articularis:	Bandscheibe im Kiefergelenk
distal:	von der Körpermitte entfernt
dorsal:	am Körper hinten
Dysfunktion:	nicht mehr im physiologischen Funktionseinsatz
Druckdolenz:	Schmerz durch Druck ausgelöst
Elevation:	Streckung
Eustachische Röhre:	Ohrtrompete
Exspiration:	Ausatmung

Exspirationsbewegung:	Rippenbewegung während der Ausatmung, indem sie sich senkt und im Gelenk rotiert
Extension:	Streckung (z.B. der Wirbelsäule nach hinten)
Facettgelenke:	die Gelenkfläche zwischen zwei Wirbeln
Faszien:	Körpergewebe
Fibula:	Wadenbein
Flexion:	Beugung (der Wirbelsäule nach vorne)
Hyoid:	Zungenbein
Hypertonus:	ein Zuviel an Spannung
Hypotonus:	ein Zuwenig an Spannung
idiotrophes Nervensystem:	innenweltbezogenes Nervensystem
Ilium:	Beckenschaufel
Iliosakralgelenk:	Gelenk zwischen Darmbeinschaufel und Kreuzbein
infrahyoidal:	unterhalb des Zungenbeins
Innervation:	Nervenversorgung
Inspiration:	Einatmung
Inspirationsbewegung:	hier: der Rippe, die sich hebt und gleichzeitig rotiert
isometrisch:	Anspannung ohne Bewegung
isotonisch:	Anspannung mit Bewegung
Karzinom:	vermehrte bösartige Gewebeansammlung
kaudal:	fußwärts, am Körper unten
Kompensation:	der Körper reagiert physiologisch auf eine Läsion
Kompression:	Gelenkflächen annähern
kostal:	zu den Rippen gehörend
kranial:	kopfwärts, am Körper oben
Läsion:	hier: Bewegungseinschränkung
Larynx:	Kehlregion
lateral:	seitlich, seitwärts (am Körper außen)
Lateralflexion:	Seitwärtsneigen der Wirbelsäule
Ligament:	Band
Listeningtechniken:	„Zuhören und Fühlen mit den Händen"
lumbosakraler Übergang:	Übergang Lendenwirbel → Kreuzbein
Mandibula:	Unterkiefer

Manubrium sterni:	oberster Teil des Brustbeins
Massa lateralis Atlas:	seitlicher Teil des 1. Halswirbels
Maxilla:	Oberkiefer
medial:	am Körper innen
M. obliquus capitis inferior:	Verbinder zwischen Dornfortsätzen und Querfortsätzen proximaler (zum Rumpf hin) Wirbel der Wirbelsäule
M. obliquus capitis superior:	Querfortsatzverbinder benachbarter Wirbel der Wirbelsäule
M. rectus capitis major:	großer gerader Kopfmuskel
M. rectus capitis minor:	kleiner gerader Kopfmuskel
M. sternocleidomastoideus:	Kopfsenker (Kopfnicker), Kopfwender
Myasthenie:	Muskelerkrankung
N. pterygoideus lateralis:	motorische Innervation von Teilen der Kaumuskulatur (Musculi pterygoidei)
N. pterygoideus medialis:	motorische Innervation von Teilen der Kaumuskulatur (Musculi pterygoidei)
N. vagus:	Hirnnerv
Okklusion:	der Biss, die Biss-Stellung
Orthosympathikus:	Teil des vegetativen Nervensystems
Os frontale:	Stirnschädel
Os hyoideum:	Zungenbein
Os nasale:	Nasenknochen
Palpation:	Tasten
Parasympathikus:	Teil des vegetativen Nervensystems und Gegenspieler des Orthosympathikus
Pleurakuppel:	Lungenkuppel in Höhe erster Rippe und C7/TH1
posterior:	hinten
parietal:	knöchern
Progenie:	Vorstehen des Kiefers
proximal:	in Richtung eines Körpergliedes gelegen, hier: Richtung Kopf
Recoil:	Druck ins Gewebe bis zum endgradigen Ende der Bewegung und dann impulsartiges schnelles Loslassen, um die Lösung einer Gewebestruktur oder eines Gelenkes zu erzielen

Rhinitis:	Entzündung der Nasenschleimhäute
Rhinolalie aperta:	offenes Näseln
Rhinolalie clausa:	geschlossenes Näseln
Rotation:	Drehung
Rhinopathie:	Erkrankung der Nase
sakroiliakaler Übergang:	Übergang Kreuzbein → Darmbein
Separation:	Entfernung zweier Gelenke voneinander
Septumdeviation:	Nasenscheidewandverkrümmung
sinistra:	links
sternal:	zum Brustbein gehörend
Sternum:	Brustbein
subdiaphragmal:	unterhalb des Zwerchfells
Sutur:	Schädel-, Knochennaht
Sutura frontonasalis:	Schädelnaht zwischen Stirn und Nasenschädel
Sutura frontozygomatica:	Schädelnaht zwischen Stirn und Jochbein
Sutura sagittalis:	Schädelnaht zwischen rechtem und linkem Scheitelbein
Sympathikus:	Teil des vegetativen Nervensystems
synergistisch:	gemeinsam arbeitend
Tensor:	Spanner (hier: M. tensor veli palatini – Gaumensegelspanner)
thorakal:	Brustbereich
thorakolumbal:	Übergang Brustwirbelsäule → Lendenwirbelsäule
Thorax:	Brustkorb
Tonsillektomie:	Mandelentfernung
translatieren:	übertragen, vernetzen, verpflanzen
Tumor:	vermehrte Gewebeansammlung
ventral:	am Körper vorne
vertebral:	zu einem Wirbel gehörend
vestibulär:	zum Vestibularapparat (Gleichgewichtsorgan) gehörend
viszeral:	organisch
Viszerotom:	nervlich zugeordnetes Organsystem